高等院校护理专业精品课程教材

常用护理技术及临床思维训练指导

主　编◎肖娜　张　颜　陈元健

中南大学出版社
www.csupress.com.cn
·长沙·

图书在版编目(CIP)数据

常用护理技术及临床思维训练指导／肖娜，张颜，
陈元健主编. --长沙：中南大学出版社，2024.12.
　　ISBN 978-7-5487-6017-7

　　Ⅰ. R47

中国国家版本馆 CIP 数据核字第 20247W3Z17 号

常用护理技术及临床思维训练指导
CHANGYONG HULI JISHU JI LINCHUANG SIWEI XUNLIAN ZHIDAO

肖娜　张颜　陈元健　主编

□出 版 人　林绵优
□责任编辑　李　娴
□责任印制　唐　曦
□出版发行　中南大学出版社

　　　　　　社址：长沙市麓山南路　　　　邮编：410083
　　　　　　发行科电话：0731-88876770　　传真：0731-88710482
□印　　装　长沙创峰印务有限公司

□开　　本　787 mm×1092 mm　1/16　□印张 17　□字数 412 千字
□互联网+图书　二维码内容　PDF 图片 151 张
□版　　次　2024 年 12 月第 1 版　　□印次 2024 年 12 月第 1 次印刷
□书　　号　ISBN 978-7-5487-6017-7
□定　　价　58.00 元

前言

Foreword

护理技术，作为护士职业生涯中的基石，其重要性不言而喻。它是保障患者安全与舒适的关键，更是展现护士专业素养与综合能力的窗口。在护理学的发展道路上，护理技术的学习与实践始终占据核心地位。为了深入贯彻第十届中国大学生医学技术技能大赛的指导思想，能够指导护生正确完成操作、能综合运用所学知识，提升护生的综合素养，培养具备高水平护理技术能力的护生，我们精心编纂了本教材。

本书紧密围绕护理学专业课程，精选了 70 项与临床紧密相关的护理操作，旨在指导护生正确完成操作，提升他们的临床思维能力、解决问题能力，以及人文素养和与患者的沟通能力。在编纂过程中，我们力求将理论与实践相结合，使护生在学习护理技术的同时，能够深刻理解其背后的临床意义和人文关怀。每个操作项目分为七个环节，通过精心设置的案例，引导护生进行临床思维分析，提高他们分析问题、解决问题的能力。同时，我们还将语言沟通与操作相结合，使护生在操作过程中能够流畅地与患者沟通，提升他们的沟通能力与人文素养。此外，本书还增加了"护考测一测"环节，使学生能够提前了解护考信息，增加知识储备。在书的最后，我们附上了评分标准，使学生可以通过评分了解自己的操作欠缺点，从而有针对性地进行改进。

本书文字简练、条理清晰，内容易于观看学习，具有广泛的适用性。它不仅适用于本科护理学专业学生，还可作为专科护理专业学生、实习护士及工作 1~3 年新护士的参考教材。无论是初学者还是有一定经验的护士，都可以从中获得宝贵的指导和帮助。

我们坚信，通过系统学习本书内容，护生能够熟练掌握护理技术，提升临床思维能力、解决问题能力以及人文素养和沟通能力，为未来的护理工作打下坚实的基础。希望本书能够成为陪伴学生大学四年的护理操作指南，见证他们成长的每一步。

最后，在此向为本书编写付出辛勤劳动的所有作者和编辑深表谢意！由于编者水平有限，书中难免有疏漏和不妥之处，真诚地希望各位读者批评指正。

编　者

目 录

Contents

第一章

护士礼仪

在医疗行业中，护士扮演着至关重要的角色。他们不仅是患者健康的守护者，更是医疗服务质量的重要保证。因此，护士的专业形象和行为规范对于提升医疗机构的整体形象和服务质量发挥着重要作用。本章为护士提供一套标准化的行为指南，以确保他们在履行职责时能够展现出专业、高效和尊重的工作态度。在医疗环境中，护士的行为规范不仅体现了个人的职业素养，也是对患者的尊重和关怀的体现。从治疗盘、病历夹到治疗车的使用，每一项操作都需要遵循严格的规范，以确保治疗过程的安全和高效。此外，良好的礼仪训练能够帮助护士在与患者及其家属沟通时建立起积极和谐的关系，提升患者满意度。

通过本章的学习，护士将能够掌握在日常工作中应保持的基本体态和行为规范，从而在实际工作中更好地服务于患者，提升自己的专业技能和服务水平。这不仅有助于护理学生职业生涯的发展，也为医疗机构创造了更加正面和专业的工作环境。

项目1 护士日常基本体态及护士的行为规范

一、护士日常基本体态及礼仪训练

【案例】

小李是某医院内分泌科的年轻护士，在日常工作中，她不仅专业技能精湛、体现了对于护理工作的热爱，而且具有良好的职业形象、规范的着装、亲切和蔼的服务态度、优秀的语言修养、得体的护理操作，这使她让人深感信任，成为了科室的一道独特的风景线。

【操作目的】

1. 根据场合选用适宜的站姿礼仪，表现出护士亲切专业的职业形象。
2. 应用行姿的礼仪规范，展现护士积极向上、朝气蓬勃的精神状态。
3. 使用蹲姿及拾物的礼仪规范，遵守"节力美观"原则。

【动作标准】

站姿 ▶

护士准备：着装整齐、服饰规范，符合工作场合。

标准式站姿

1. 场合：衔接两个动作的准备式站姿，方便护士快速做出动作反应。

2. 动作标准：抬头，颈直，下颌微收，目视前方；挺胸收腹，立腰，肩平外展；双臂自然下垂于身体两侧；手部呈"空心碗"状，四指并拢，大拇指内扣；脚下呈"V"字形，男女护士动作相同（图1-1）。

一般式站姿

1. 场合：用于接待患者或为患者提供护理服务时常采用的沟通站姿。

2. 动作标准：抬头，颈直，下颌微收，目视前方；挺胸收腹，立腰，肩平外展；女护士双手相握于腹前，即肚脐下一拳距离，呈交握"爱心"状；男护士要求一只手虎口处握住另一只手的手腕部位，并放置于腰与臀部之间；女护士脚下呈"丁"字形，且一只脚脚尖朝向1点钟方向，另一只脚朝向11点钟方向；男护士双脚打开，脚部外侧缘与肩部外侧缘平行（图1-2）。

礼仪式站姿

1. 场合：用于正式场合或大型活动时。

2. 动作标准：抬头，颈直，下颌微收，目视前方；挺胸收腹，立腰，肩平外展；女护士双手相握于肚脐上呈交握"爱心"状；男护士要求一只手握住另一只手的手腕部位，并放置于肚脐上；女护士脚下呈"丁"字形，且一只脚脚尖朝向1点钟方向，另一只脚朝向11点钟方向；男护士双脚打开，脚部外侧缘与肩部外侧缘平行（图1-3）。

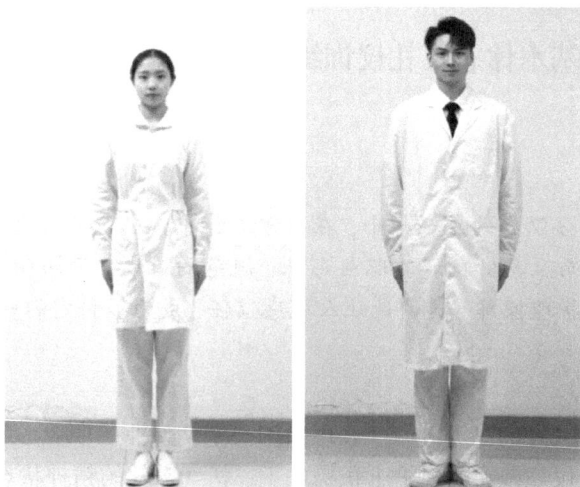

图1-1　标准式站姿

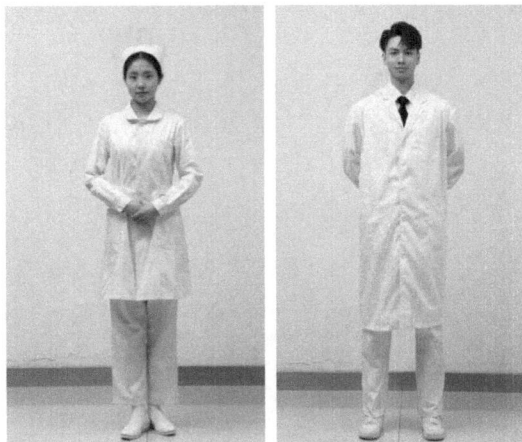

图 1-2　一般式站姿　　　　　　图 1-3　礼仪式站姿

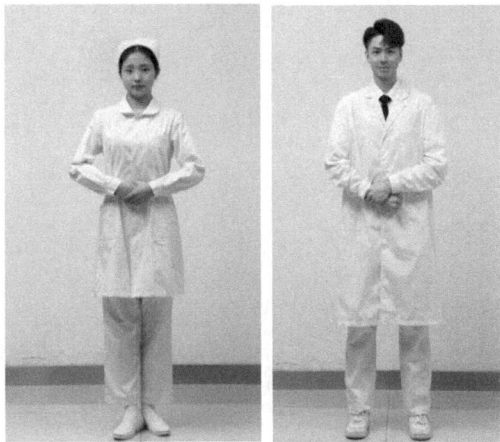

【动作注意事项】

1.站姿应力求形体健美，挺拔自信，显示出稳重与朝气。护士需要根据不同场合选择恰当站姿，表达出不同的态度与情感让患者感觉舒适，增加护患之间的信任。

2.错误站姿：站立时扶肩搭背、抬头傲视、眼神飘移和斜视，身体晃动、趴伏倚靠、手插袋中等不良姿势。

坐姿 ▶

护士准备：着装整齐、服饰规范符合工作场合。

1.落座：落座要求轻、缓、稳，先侧身从座椅左侧入座，待小腿触及座椅的边缘后，再以双手手背展平工作服后，顺势轻轻落座。

2.坐姿：采用浅坐式，头正颈直，双目平视，下颌内敛，双肩自然后展，上体直立收腹。双腿要并拢且呈"三个直角"：分别为上身躯干与大腿、大腿与小腿、小腿与脚面。女护士双手叠放置于两腿之间压住衣摆。男护士则要求其上身挺直，双肩正平，双腿自然张开与肩同宽，双手放于两腿或座椅扶手上(图 1-4 ~ 图 1-5)。

3.离座：离座时先将腿后伸，后腿用力支撑蹬起，控制身体重心不要过度前倾，起身后轻轻站起，待站定后再离开座位。

4.坐姿体态变换：常见的为前伸后屈式，用于与患者日常的交流。

5.一脚向前伸大概半步距离，另一只脚向后伸半步距离，控制后脚的脚跟踩地，女护士膝盖处并拢；男护士两腿之间的距离为 10 厘米(图 1-6)。

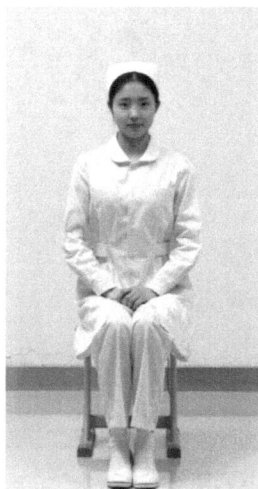

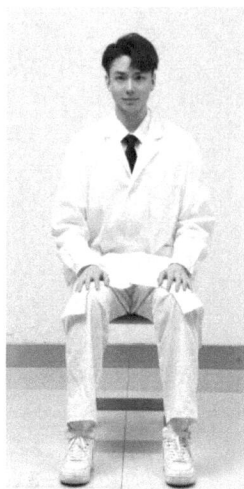

图1-4　女护士坐姿　　图1-5　男护士坐姿　　图1-6　前伸后屈坐姿

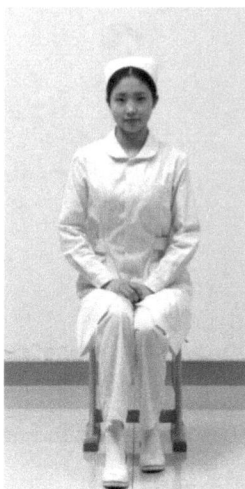

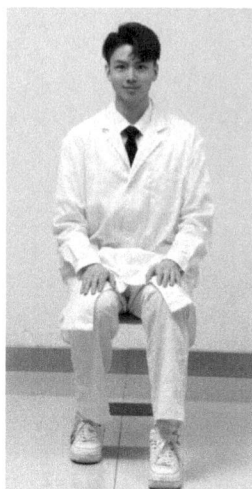

【动作注意事项】

1. 与他人一起入座时,不应争抢座位。遵从"尊者优先"原则,礼让长者、领导或患者,应及时示意请对方先入座。

2. 坐姿需要体现自然、端庄、大方、沉稳。离座时应提前示意,遵守"左进左出"的原则,注意动作轻缓,避免移动时发出响声。

3. 错误坐姿:两腿劈开、双腿抖动、仰面朝天或左右歪斜等不良姿势(图1-7)。

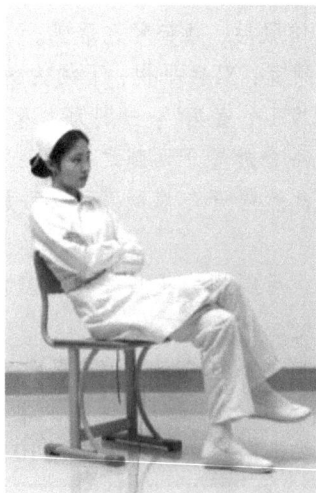

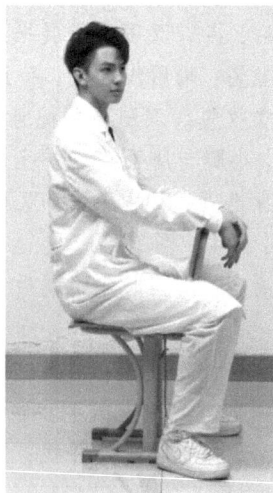

图1-7　错误坐姿

【动作标准】

`行姿`▶

> 护士准备：着装整齐、精神饱满、服饰规范符合工作场合要求。
>
> 　1. 体态标准：行走时，应保持头正、颈直、眼平视，双肩平，上身挺直收腹，重心自然前移，以大腿带动小腿，脚尖朝向正前方迈步，双脚内侧缘在一条直线上。
>
> 　2. 胳膊摆动：行走时自然地控制手臂，前臂有节奏地前后摆动，摆动幅度以 15°~30° 为宜。
>
> 　3. 步伐要求：行走时保持腰部紧张，腹部收紧，上身平稳，步伐紧张有序，步幅大小适度、一致，一般为 36 cm 左右。

【动作注意事项】

　1. 行走过程中保持步履轻盈、协调自然、步态平稳、步幅适中、快慢适当，给人以青春活力、轻巧、美之感。

　2. 行走过程中如需变向，应注意以下方面：

　转向：在行走中转向时，需要先面向交往对象后退两三步而后转动身体和头，继而离去。后退时步幅宜小。避免扭头就走或头与身体同时转向。

　侧行：当与他人相向而行需要侧行时，应两肩前后侧身，面向对方，不宜背朝对方。

　3. 错误走姿：含胸驼背，左右摇晃，脚蹭地面、脚尖呈"内八"或"外八"字形，双臂摆动幅度过大、过小。

【动作标准】

`蹲姿`▶

> 护士准备：精神饱满、着装整齐，服饰规范符合工作场合要求。
>
> 　1. 蹲姿：采用高低式蹲姿。具体做法：下蹲时，一脚在前，另一脚在后，需保证后脚在前脚后斜侧方，两脚之间有半步距离且两腿并拢；前脚全脚着地，小腿基本垂直于地面，后脚脚跟提起，脚掌着地，一侧膝低于另一侧膝，臀部朝下（图 1-8）。
>
> 　2. 拾物：首先根据掉落物品位置选择下蹲地点。保证物品在低侧腿斜旁侧方向。当取落地物品时，应在高低式蹲姿的基础上，上身侧弯，伸手取物。

【动作注意事项】

　1. 动作过程：蹲姿及拾物时，均需要注意节力原则，尽量扩大身体支撑面，保持腰背挺直，切忌弯腰翘臀（图 1-9）。下蹲时应注意上身挺直，双脚前后分开，避免下蹲速度过快或双脚前后距离过小而失去重心。护士服下缘不能触地。

　2. 下蹲方向：下蹲方向要面向他人且上身不可过于前倾。避免背对他人或与他人距离过近时下蹲，以示尊敬。

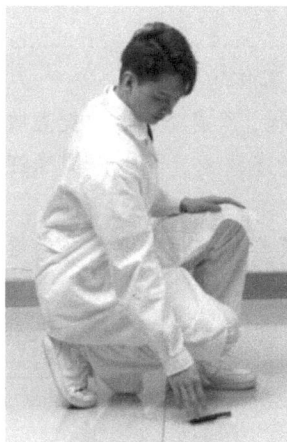

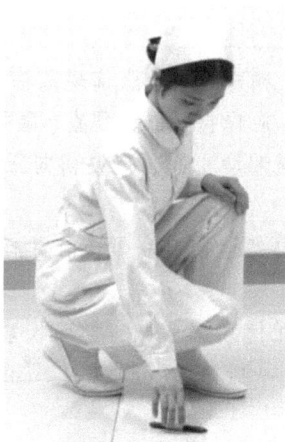

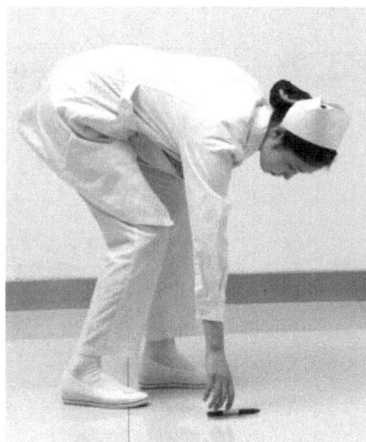

图 1-8　蹲姿　　　　　　　　　　　　　　图 1-9　蹲姿（错误）

二、护士的行为规范及礼仪训练

【操作目的】

1. 可以规范使用治疗盘，并说出其注意事项。
2. 可以规范使用病历夹，并说出其注意事项。
3. 根据治疗车的特点结合场景恰当规范使用，并说出注意事项。

【动作标准】

治疗盘 ▶
> 　　护士准备：着装整齐、精神饱满，服饰规范符合工作场合要求。
> 　　端盘要求：护士在端治疗盘时，应双手持治疗盘两侧。掌指托盘于平腰处。两肩放松，双肘靠近腰部、保证前臂与上臂呈90°，重心保持于上臂，取放、行走应平稳，不触及工作服（图1-10A、B）。

【动作注意事项】

1. 端治疗盘时应五指并拢，力度均匀，手指勿触及治疗盘内面。
2. 治疗盘应与身体保持一定距离，切勿紧贴工作服。
3. 端盘开门时，应先用肘部或后背将门推开，切忌抬脚踢门进入。

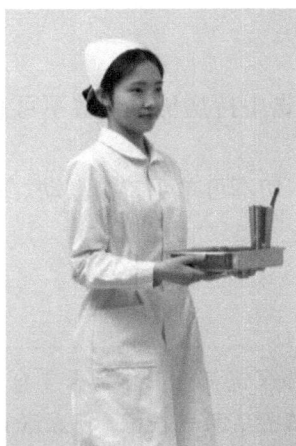

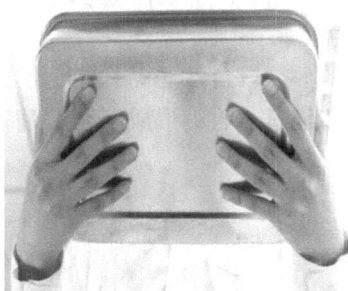

A   B

图 1-10　端治疗盘

【动作标准】

病历夹 ▶

　　护士准备：着装整齐、精神饱满，服饰规范符合工作场合要求。

　　1.场景：站立、书写时。

　　持病历夹要求：护士持病历夹书写时，应将病历夹斜放于右前臂内侧，肘部与躯干呈锐角。站立持病历夹时，单侧手掌轻握病历夹边缘上 1/3 处（图 1-11）。

　　2.场景：行走时。

　　持病历夹行走时要求：一侧手臂自然下垂，另一侧单手握病历夹中部，行进中自然摆臂。

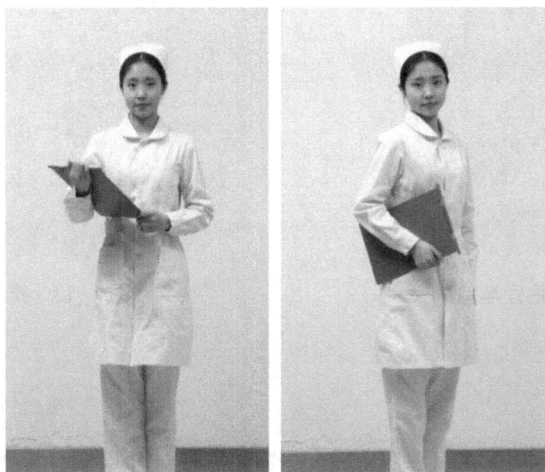

图 1-11　持病历夹

【动作注意事项】

1.位置：站立书写时病历夹切勿紧贴工作服。行走中持病历夹位置不可直接放于腋下，注重"节力美观"原则。

2.方式：一侧手臂自然摆动，与行走中动作一致。切不可单手持夹摆动。动作力求优美放松，避免双肩过于收缩形成"架式"肩。

【动作标准】

推治疗车▶

> 护士准备：着装整齐、精神饱满，服饰规范符合工作场合要求。
>
> 1.体态要求：推治疗车时，护士位于车后，双手扶把，伸直双臂，均匀用力，重心集中于前臂，平稳前行。
>
> 2.场景与车位置：在较宽敞的走廊，车横向放置（图1-12）；在较为窄的过道，车竖向放置（图1-13）。

【动作注意事项】

1.推行治疗车时，身体自然前倾，切不可靠在治疗车边缘。

2.推行治疗车停放时应平稳，放置位置合理，能方便拿取物品，并遵循无菌原则。停放治疗车应及时踩踏刹车。使用治疗车后要清洁，并定期上油保养，避免发出噪声。

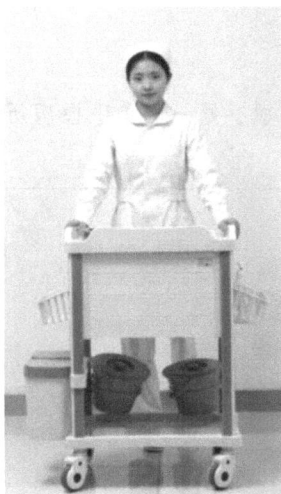

图1-12　推治疗车(横)

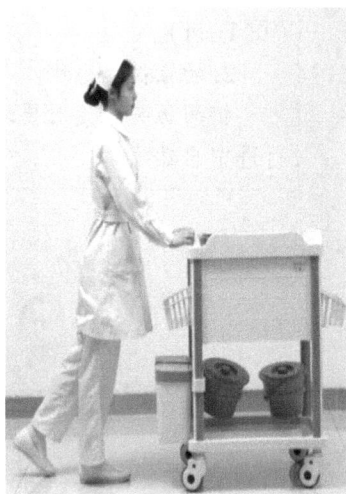

图1-13　推治疗车(竖)

【临床思维分析】

本案例临床思维：护士在日常及护理工作中需要结合患者的病情、年龄、性别、社会关系、心理状态等情况，并在临床护理工作中通过动作表达出对患者的关心、爱心、耐心。体态美可以给予患者舒适和美好的感受，并使患者对护理工作产生信任。通过有效、规范动作的表达可以帮助自己完成"四轻"，也能让患者感受到护士的同理心。如：推车入病房前先停车、敲门后用手轻轻推开门；根据过道的宽度采取恰当推车方式以减少压迫感等。针对患者的病情及身体状态采取站姿或蹲姿完成护理操作，并注意操作方向和力度，给患者留下专业、优美的护理职业印象。

【临床常见问题思考】

1.护士在与儿童患者沟通过程中选择何种体态能让儿童患者有被尊重、关爱的感受？
2.护士在与老年患者沟通过程中选择何种体态能让老年患者感受到被理解与被关注？

【护考测一测】

A1/A2 型题

1.护士在下蹲拾捡东西时，正确的姿势是

A.上身挺直，双脚前后分开

B.背对他人

C.下蹲时双腿没有具体方式要求，可以平行打开

D.单膝点地

E.护士感觉舒适即可

2.护士在与患者交流沟通过程中可以采取哪种站姿

A.礼仪式站姿　　　　　　　　B.一般式站姿

C.标准式站姿　　　　　　　　D.随意即可

E.舒服即可

3.护士在工作中入座时，应该遵循的方向原则为

A.右进右出　　　　　　　　　B.左进左出

C.右进左出　　　　　　　　　D.左进右出

E.以上都可以

4.下面关于护士端治疗盘**不正确**的是

A.身体站直，挺胸收腹

B.肘关节呈 90°保持稳定

C.治疗盘紧贴身体

D.平稳放置治疗盘

E.大拇指不可触碰治疗盘内侧

第二章

手术室无菌技术

手术室作为外科手术治疗和急危重症抢救的场所,其护理工作具有特殊性,手术室护理工作重点是保护患者安全、严格无菌操作和恰当术中配合,以确保麻醉和手术的顺利完成。无菌技术作为预防医院感染的一项基础而重要的技术,其基本操作方法根据科学原则制订,每位医护人员必须正确熟练地掌握,在技术操作中严格遵守操作规程,以确保患者安全,防止医源性感染的发生。

项目1 外科手消毒

【案例】

实习护士小张,跟随带教老师入手术室担任器械护士(洗手护士),参加一台阑尾炎手术,已进入手术更衣室完成更换刷手服,并佩戴好帽子、口罩,需要完成进一步操作——外科手消毒。

【操作目的】

清除或者杀灭手表面暂居菌,减少常居菌,抑制手术过程中手表面微生物的生长,减少手部皮肤细菌的繁殖,防止病原微生物在医务人员和患者之间的传播,有效预防手术部位感染的发生。

【操作流程】(扫二维码学习)

外科手消毒

【操作注意事项】

1. 外科洗手过程中严格遵循无菌操作原则，双手应保持位于胸前并高于肘部，保持手尖朝上，手高肘低，使水由指尖流向肘部，避免倒流。

2. 手部皮肤应无破损。

3. 冲洗双手时避免溅湿衣裤。

4. 戴无菌手套前，避免污染双手。

5. 摘除外科手套后应清洁洗手。

6. 外科手消毒剂开启后应标明日期、时间，易挥发的醇类产品开瓶后使用期不得超过30天，不易挥发的产品开瓶后使用期不得超过60天。

【护考测一测】

A1/A2 型题

1. 外科洗手遵循以下方法与要求，正确的是

A. 双手和前臂

B. 双手、前臂和上臂

C. 双手、前臂和上臂上 1/3

D. 双手、前臂和上臂下 1/3

E. 双手、前臂和上臂下 2/3

2. 对于外科洗手注意事项描述**错误**的是

A. 冲洗双手时，避免水溅湿衣裤

B. 使用后的刷子应当放在指定的容器中，一用一消毒

C. 手部皮肤无破损，手部不佩戴戒指、手镯等饰物

D. 应当使用一次性纸巾或者毛巾擦干双手

E. 摘除外科手套后应清洁洗手

3. 手术人员手臂刷洗消毒后，手臂应保持的姿势是

A. 手臂向上高举

B. 手臂自然下垂

C. 胸前拱手姿势

D. 手臂向前伸

E. 双手放置背后

A3/A4 型题(4~5 题共用题干)

实习护士小张到手术室实习，跟随带教老师进入手术室，熟悉手术室无菌操作技术。

4. 小张洗手前准备内容**不妥**的是

A. 换上手术室专用鞋，进入更衣室更衣

B. 除去手部饰物，未摘耳钉

C. 洗手衣系在裤带内

D. 戴好手术帽和口罩

E. 修剪指甲

5. 小张完成外科手消毒后，她能够进入的区域是

A. 手术间

B. 器械室

C. 恢复室

D. 敷料室

E. 值班室

项目 2　穿脱无菌手术衣及戴无菌手套

【案例】

患者，男，33 岁，因"反复上腹疼痛 2 年，突发上腹部剧痛 2 小时"入院。腹部检查：全腹压痛、反跳痛、肌紧张。X 线检查：示膈下游离气体。诊断怀疑"胃穿孔"，立即剖腹探查。思考：器械护士在术前应做哪些准备？如已行外科手消毒，接下来应做什么操作？

【操作目的】

手术人员行外科手消毒后仅能清除手臂皮肤表面的细菌，而潜藏在皮肤褶皱和毛囊、皮脂腺等深处的细菌在手术过程中会逐渐移行到皮肤表面并迅速生长繁殖。手术人员行外科手消毒后必须穿上无菌手术衣及戴上无菌手套，阻止皮肤表面的细菌污染手术切口。

【操作流程】（扫二维码学习）

穿脱无菌手术衣及戴无菌手套操作流程

【操作注意事项】

1. 穿无菌手术衣必须在相应手术间进行。

2. 无菌手术衣不可触及非无菌区域，如有质疑立即更换。

3. 有破损的无菌手术衣或可疑污染时立即更换。

4. 巡回护士向后拉衣领时，不可触及手术衣外面。

5. 穿无菌手术衣人员必须戴好手套，方可解开腰间活结或接取腰带，未戴手套的手不可拉衣袖或触及其他部位。

6. 无菌手术衣的无菌区范围为肩以下、腰以上及两侧腋前线之间。

7. 向近心端拉衣袖时用力不可过猛，袖口拉到拇指关节处即可。

8. 双手始终不能露于衣袖外，所有操作双手均在衣袖内。

9. 戴手套时，将反折边的手套口翻转过来包裹住袖口，不可将腕部裸露。

10. 感染、骨科等手术时手术人员应戴双层手套（穿孔指示系统），有条件时内层可为彩色手套。

【护考测一测】

A1/A2 型题

1. 戴无菌手套的操作方法，**错误**的是

A. 手套外面为无菌区，应保持无菌

B. 戴好手套的手不可接触手套的内面

C. 未戴手套的手可触及手套的外面

D. 发现手套破损应立即更换

E. 不可强拉手套边缘，以免破损

2. 手术者穿好无菌手术衣、戴好无菌手套后，手术未开始，双手应置于

A. 胸前   B. 腹前

C. 夹在腋下   D. 双手下垂

E. 双手放在背后

3. 使用无菌手套的方法**错误**的是

A. 戴无菌手套前，应修剪指甲，取下手表等饰物

B. 戴手套前应核对号码和灭菌日期

C. 戴好后，将手套的反折边套在袖口外面

D. 操作后，先用自来水冲净手套的污染，再脱下浸泡

E. 脱手套时勿使手套的外面接触皮肤

4. 以下关于戴无菌手套的操作方法，正确的是

A. 为防止污染，戴好手套的手应放于较低处

B. 打开无菌手套袋后先检查灭菌日期

C. 戴好手套的手保持在腰以上水平视线范围

D. 脱手套时，用戴手套的手先捏住另一只手套的内面

E. 戴手套时，用戴好手套的手捏住另一只手套的内面

项目3 铺置无菌器械台

【案例】

赵先生,因患"急性阑尾炎",进入手术室行"阑尾切除术"。器械护士术前已完成外科手消毒,穿好无菌手术衣,戴好无菌手套,还需配合手术医生进行区域的消毒铺巾及器械台的管理,以保证手术顺利进行。

【操作目的】

使用无菌单建立无菌区域、形成无菌屏障,防止无菌手术器械及敷料再污染,最大限度地减少微生物由非无菌区域转移至无菌区域。

【操作流程】(扫二维码学习)

铺置无菌器械台操作流程

【操作注意事项】

1.洗手护士穿无菌手术衣、戴无菌手套后,方可进行器械台整理。未穿无菌手术衣及未戴无菌手套者,手不得跨越无菌区及接触无菌台内的一切物品。

2.铺置好的无菌器械台原则上不应进行覆盖。

3.无菌器械台的台面为无菌区,无菌单应下垂台缘下 30 cm 以上,手术器械、物品不可超出台缘。

4.保持无菌器械台及手术区整洁、干燥。无菌巾如果浸湿,应及时更换或重新加盖无菌单。

5.移动无菌器械台时,洗手护士不能接触台缘平面以下区域。巡回护士不可触及下垂的手术布单。

6.洁净手术室建议使用一次性无菌敷料,防止污染洁净系统。

7.无菌包的规格、尺寸应遵循《医疗机构消毒技术规范》(WS/T367—2012)的规定。

【护考测一测】

A1/A2 型题

1.以下使用无菌包的方法**错误**的是

A.取全部无菌物品,用手托法开包,另一手抓住四角,物品放入无菌区

B. 若无菌包被无菌的生理盐水弄潮湿应及时烘干后使用

C. 无菌包不能放在潮湿处

D. 如包内物品未用完，可将其按原折痕包好，24 小时内可继续使用

E. 打开无菌包时，手不可触及包布的内面

2. 关于无菌包的使用，下列哪项是**错误**的

A. 包布受潮需重新灭菌

B. 无菌包应平放在清洁、干燥处

C. 用无菌持物钳夹取所需无菌物品

D. 已打开的无菌包未用完，在 48 小时内有效

E. 包内物品未用完，应按原折痕包好

3. 关于无菌技术操作原则，下列哪项做法是正确的

A. 清洁的手可用来拿取无菌物品

B. 只要遵照无菌原则操作，室内不必限制人员流动

C. 操作者身体应与无菌区保持一定的距离

D. 无菌物品取出未用，可重新放回无菌容器内

E. 无菌包潮湿后其内物品有效期为 24 小时

项目 4 手术器械、敷料传递

【案例】

邓女士，37岁，博士，科研人员，已婚未育。因左侧乳腺包块3个月入院。入院后钼靶示：左乳多发点状钙化灶。进一步诊断为"乳腺癌"，拟行左侧乳腺癌改良根治术。请配合进行手术。

【操作目的】

正确的手术器械传递方法，可以准确、迅速地配合手术医生，缩短手术时间，减少手术部位感染发生率，预防职业暴露。

【操作流程】(扫二维码学习)

手术器械、敷料传递操作流程

【操作注意事项】

1. 传递器械前、后应检查器械的完整性，防止缺失部分遗留在手术部位。
2. 传递器械应做到稳、准、轻、快，用力适度以达到提醒术者注意力为限。
3. 传递器械的方式应准确，以术者接过后无须调整方向即可使用为宜。
4. 传递拉钩前应用无菌生理盐水浸湿。
5. 安装、拆卸刀片时应注意避开人员，尖端向下，对向无菌器械台面。
6. 传递锐利器械时，建议采用无触式传递，预防职业暴露。
7. 向对侧或跨越式传递器械，禁止从医生肩后或背后传递。

【护考测一测】

A1/A2型题

1. 装卸刀片应使用

A. 徒手　　　　B. 持针器　　　　C. 血管钳　　　　D. 无齿镊　　　　E. 止血钳

第三章

基础护理操作

基础护理操作是护理学科的核心组成部分，是护理人员必须掌握的基本技能。

规范基础护理操作：按照标准化的操作流程进行护理操作，可以减少人为误差和疏忽，提高护理质量和效率。

关注患者需求：在操作过程中始终关注患者的需求和感受，尊重患者的权利，提供人性化的护理服务。

提高护理质量：通过规范化的操作流程和严格的质量标准，可以确保护理服务的质量和效果，提高患者的满意度和信任度。

增强与患者的沟通能力：在操作中配有操作语言，帮助初学者与患者进行有效沟通。

基础护理操作是护理学科的重要组成部分，对于提高护理质量和保障患者安全具有重要意义。

项目 1　铺床法

【案例】

患者，马某，男性，76 岁，病情好转后出院；患者，张某，女性，68 岁，因"晨起出现头痛、眩晕、呕吐、喝水呛咳、呃逆，左侧下肢无力，步态不稳"急诊住院；患者李某，女性，75 岁，外伤后脑出血急诊手术治疗。作为责任护士的小王应怎样准备病床呢？

【操作目的】

1. 备用床：保持病室整洁，准备接收新患者。

2. 暂空床：供新入院或暂时离床活动的患者使用。

3. 麻醉床：便于接收和护理麻醉手术后的患者；保护床上用物不被污染，且便于更换。

4. 卧床患者更换床单：保持患者的清洁，使患者感觉舒适；预防压力性损伤等并发症的发生。

5. 床单位要保持整洁，床上用物需定期更换，以满足患者休息的需要。铺床法的基本要求是舒适、平整、紧扎、安全、实用。

【操作流程】(扫二维码学习)

铺床法操作流程

【操作注意事项】

1. 遵循便于患者上下床、耐用、促进患者舒适、安全的原则。

2. 床单中缝与床中线对齐,四角平滑整齐。

3. 被头充实,盖被平整、两边对称折叠。

4. 枕头平整、充实,开口背门。

5. 暂空床和麻醉床用物准备应符合患者病情需要。

6. 医用护理垫铺在床中部时,其上缘应距床头 45~50 cm。铺多个医用护理垫时遵循由下至上的原则,防止因身体下滑致护理垫边缘卷起,造成患者不舒适。

7. 护士在操作过程中应用人体力学原则,省时节力,避免自身伤害。

【临床思维分析】

本案例临床思维:患者因出现头痛、眩晕、呕吐、喝水呛咳、呃逆,左侧下肢无力,步态不稳就医,由急诊转入病室。应准备备用床等待患者入院。由于其临床反应有眩晕呕吐,为防止污染床上用物,可准备麻醉床待用。患者饮水或进食时,提示患者家属,应协助患者改为半卧位,以避免发生呛咳和误吸。在护理过程中,及时观察患者的呼吸和血氧等基本生命体征,同时留意患者的血压情况和意识是否清醒。针对患者担心病情的情绪,给予相应的解释说明和心理护理。

【临床常见问题思考】

1. 进行铺床护理工作时,如何有效地保护自己?

2. 为什么要准备麻醉床?

【护考测一测】

A1/A2 型题

1. 两名护士协助患者移向床头时,下列做法**不妥**的是

A. 患者仰卧屈膝

B. 两人站在床的两侧

C. 一人托臀部

D. 一人托颈、肩、腰

E. 两人同时抬起患者移向床头

2. 一般病床的规格是

A. 180 cm×100 cm×80 cm

B. 180 cm×90 cm×60 cm

C. 200 cm×90 cm×60 cm

D. 200 cm×100 cm×80 cm

E. 220 cm×100 cm×80 cm

【评分标准】

铺床法操作评价表

班级＿＿＿＿＿ 姓名＿＿＿＿＿ 学号＿＿＿＿＿ 监考老师＿＿＿＿＿ 得分＿＿＿＿＿

项目	技术要求	A	B	C
准备	仪表：着装规范、衣帽整齐			
	护士按要求洗手，戴口罩			
	用物准备：按照使用顺序摆好；用物齐全、完好			
	环境准备：符合操作要求			
评估	病床情况、床旁设施是否完好			
	床褥、被单有无破损			
	观察病友有无进餐、治疗、换药			
实施操作	护理车、床旁桌、座椅的位置			
	检查床垫			
	铺平床褥			
	铺好大单			
	铺好棉被			
	套枕放置			
	移回桌椅			
	整理用物			
	洗手			
评价	规定时间内完成操作			
	操作规范、熟练、动作轻柔、符合节力原则			
	床铺平紧、整齐			
	各层床单中线对齐，四角方正、舒适、美观			
问题	相关知识提问一			
	相关知识提问二			

项目2 无菌技术

【案例】

患者，王某，女性，85岁，卧床4年，乙肝患者，因无法自主呼吸，采取气管切开、呼吸机辅助呼吸，为防止气管干燥，在气管切开处放置湿纱布，请护士采用无菌技术准备需更换的湿纱布。

【操作目的】

正确实施无菌技术，保持无菌物品的无菌状态。

【操作流程】（扫二维码学习）

无菌技术操作流程

【操作注意事项】

1.严格遵守无菌操作原则。

2.取、放无菌持物钳/镊应先闭合前端，不可触及容器口边缘。

3.使用无菌持物钳过程中始终保持钳端向下，到较远处取物时应将持物钳和容器一起移至操作处就地使用。

4.不可用无菌持物钳夹取油纱布，防止油粘于钳端而影响消毒效果；不可用无菌持物钳换药或消毒皮肤，以防被污染。

5.手不可触及无菌容器盖的内面及边缘，应定期消毒灭菌。

6.打开包布时手指能接触包布四角的外面，不可触及包布内面，不可跨越无菌面；包内物品未用完，应按原折痕包好，系带横向扎好，注明开包日期及时间，限24 h内使用。

7.铺好的无菌盘应尽早使用，有效期不超过4 h。

8.不可将物品伸入无菌溶液瓶内蘸取溶液；倾倒液体时不可直接接触无菌溶液瓶口；已倒出的溶液不可再倒回瓶内。

9.已开启的溶液瓶内的溶液，24 h内有效。

10.戴手套后双手应始终保持在腰部或操作台面以上视线范围内的水平。如发现有破洞或可疑污染应立即更换。

【临床思维分析】

本案例一是要让护理人员在临床上形成无菌的观念，在给患者更换敷料或者换药消毒时，务必应用无菌技术、形成无菌区域并确保无菌物品不被污染，以此预防医院感染，达到保护患者的目的；二是要形成自我保护意识，该患者为乙肝患者，因此在为该患者进行处置时，应佩戴无菌手套，做好防护，达到保护自己的目的。

【临床常见问题思考】

1. 可否用戴手套来代替洗手？
2. 开启后剩余的无菌溶液还能用于无菌操作吗？

【护考测一测】

A1/A2 型题

1. 关于无菌技术操作原则，下列哪项做法是正确的
A. 清洁的手可用来拿取无菌物品
B. 只要遵照无菌原则操作，室内不必限制人员流动
C. 操作者身体应与无菌区保持一定的距离
D. 无菌物品取出未用，可重新放回无菌容器内
E. 无菌包潮湿后其内物品有效期为 24 h

2. 下列物品中，可用无菌持物钳夹取的是
A. 凡士林纱布　　　　　　　　　B. 待消毒的治疗碗
C. 纱布换药　　　　　　　　　　D. 碘伏棉球
E. 无菌治疗巾

3. 关于无菌容器的使用，下列哪项是**错误**的
A. 打开无菌容器盖时，将盖的内面向上　　B. 手不能触及容器的内面
C. 用毕将容器盖严　　　　　　　　　　　D. 物品取出后，未用应立即放回原处
E. 手持无菌容器时，手托容器底部

4. 关于无菌包的使用，下列哪项是**错误**的
A. 包布受潮需重新灭菌　　　　　　　　　B. 无菌包应平放在清洁、干燥处
C. 用无菌持物钳夹取所需物品　　　　　　D. 已打开的无菌包未用完，在 48 h 内有效
E. 包内物品未用完，应按原折痕包好

5. 取用无菌溶液时，应首先核对的是
A. 瓶签是否正确　　　　　　　　　B. 瓶盖有无松动
C. 是否在有效期内　　　　　　　　D. 瓶身有无裂缝
E. 溶液是否变质

6. 患者，男性，47 岁。肺癌术后化疗，护士在给其行 PICC 置管过程中发现无菌手套破损，此时应
A. 用无菌纱布覆盖破损处　　　　　　B. 用消毒液消毒破损处
C. 用胶布粘贴破损处　　　　　　　　D. 加戴一副手套
E. 立即更换手套

【评分标准】

无菌技术操作评分表

班级_____ 姓名_____ 学号_____ 监考老师_____ 得分_____

项目	技术要求	A	B	C
准备	规定时间内完成用物准备,用物准备齐全			
	护士仪表符合要求			
	检查物品,均在有效期内			
	物品摆放合理			
操作过程	评估环境			
	洗手、戴口罩			
	开包方法正确,无污染			
	取卵圆钳方法正确、无倒置、前端闭合、无污染			
	使用卵圆钳时未跨越无菌区			
	取镊子方法正确：无倒置、前端闭合、无污染			
	使用镊子时未跨越无菌区			
	放回无菌持物钳方法正确			
	包回无菌包方法正确,并标记开包时间			
	铺无菌盘方法正确(三折于上端,开口向外)			
	放置无菌治疗碗方法正确,无污染			
	取无菌纱布方法正确,未污染			
	无菌容器盖及时盖好			
	无菌溶液除尘			
	检查无菌溶液方法正确			
	消毒瓶口方法正确			
	冲洗瓶口,标签位置面向手心			
	倒取无菌溶液未喷溅			
	标记开瓶时间			
	铺无菌盘时未污染、美观、符合要求			
	记录铺盘时间			
	取医用手套方法正确			
	戴手套方法正确,未污染			
	检查手套是否破损			
	脱手套方法正确			

续表

项目	技术要求	A	B	C
操作后处理	整理用物, 医用垃圾和生活垃圾处理正确			
	洗手			
	问题一			
	问题二			

项目 3 特殊口腔护理

【案例】

患者张某，女性，65 岁，以"慢性支气管炎急性发作"收入院。入院后经头孢拉定、氧氟沙星等药物治疗 4 周。检查：体温 38.6 ℃，脉搏 82 次/min，呼吸 20 次/min，血压 135/70 mmHg，精神差，食欲下降，入院诊断：慢性支气管炎急性发作，口腔真菌感染。医嘱：2.5%碳酸氢钠溶液口腔护理，2/d（Bid）。

【操作目的】

1. 保持口腔清洁、湿润，预防口腔感染等并发症。
2. 去除口腔异味，促进食欲，确保患者舒适。
3. 评估口腔变化（如黏膜、舌苔及牙龈等），提供患者病情动态变化的信息。

【操作流程】（扫二维码学习）

特殊口腔护理操作流程及沟通语言

【操作注意事项】

1. 棉球应包裹血管钳尖端，擦洗动作要轻，特别是对凝血功能差的患者，要防止碰伤黏膜及牙龈。
2. 擦洗时须用血管钳夹紧棉球，每次 1 个；擦洗前后清点棉球数量，防止棉球遗留在口腔内。
3. 传染病患者的用物应按隔离原则处理。
4. 昏迷患者禁止漱口，以免引起误吸；棉球不可过湿，防止水分过多造成误吸；需用开口器时，应从臼齿处放入，牙关紧闭者不可暴力使其张口。
5. 对长期使用抗生素和激素的患者，应注意观察口腔内有无真菌感染。

【临床思维分析】

本案例临床思维：本案例是一位由于长期使用抗生素治疗导致口腔有真菌感染的清醒患者，护士为其做特殊口腔护理，应针对其口腔真菌感染选择 1%~4%碳酸氢钠溶液作为口腔护理液，擦洗前后漱口，针对口腔卫生及原发病慢性支气管炎做健康宣教。

【临床常见问题思考】

1. 哪些患者需要护士进行特殊口腔护理？

2. 为昏迷患者进行口腔护理需要注意哪些？

3. 为一位铜绿假单胞菌感染的患者做口腔护理，选择什么口腔护理液？

【护考测一测】

A1/A2 型题

1. 在口腔护理时，一般给患者取什么体位

A. 平卧位　　　　　　　　　　　　　　B. 头高仰卧位、头偏向操作者

C. 侧卧位　　　　　　　　　　　　　　D. 患者习惯体位

E. 端坐位

2. 下列不需进行特殊口腔护理的患者是

A. 昏迷　　　　　　　　　　　　　　　B. 禁食

C. 高热　　　　　　　　　　　　　　　D. 鼻饲

E. 下肢外伤

3. 口腔有白假丝酵母菌感染的患者应该选用什么漱口液

A. 1%~4%碳酸氢钠溶液　　　　　　　　B. 0.1%醋酸溶液

C. 2%~3%硼酸液　　　　　　　　　　　D. 稀释络合碘

E. 生理盐水

A3/A4 型题(4~5 题共用题干)

患者李某，男性，65 岁，入院诊断颅脑外伤，昏迷，遵医嘱予口腔护理。

4. 为患者行口腔护理时，不需准备的用物是

A. 棉球　　　　　　　　　　　　　　　B. 弯盘

C. 开口器　　　　　　　　　　　　　　D. 吸水管

E. 弯止血钳

5. 为患者做口腔护理时，开口器从何处放入

A. 尖牙处　　　　　　　　　　　　　　B. 门齿处

C. 舌底　　　　　　　　　　　　　　　D. 臼齿处

E. 都可

【评分标准】

特殊口腔护理操作评分表

班级_____ 姓名_____ 学号_____ 监考老师_____ 得分_____

项目	技术要求	A	B	C
准备	仪表：着装规范、佩戴手表			
	护士按要求洗手			
	用物准备：齐全、完好			
	环境准备：符合操作要求			
核对、解释	核对患者方法正确			
	解释操作目的			
评估	摆合适体位			
	正确洗手、戴口罩			
	正确铺巾、放置弯盘位置			
	润唇方法妥当			
	正确地协助漱口并擦拭嘴角			
	正确评估口腔情况（口述口腔黏膜无破损、溃疡、出血，无活动义齿）			
实施操作	正确戴手套并清点棉球			
	再次核对患者			
	一次夹一个棉球并夹紧			
	棉球湿度适中、钳尖无外露			
	适当指导患者配合操作			
	正确的擦洗方法			
	正确擦洗范围，无漏擦并且清洗干净			
	正确使用压舌板			
	清点棉球及时			
	正确协助漱口并擦拭嘴角			
	询问患者感觉恰当，观察口腔情况正确			
	必要时润唇			
	再次查对患者信息			

续表

项目	技术要求	A	B	C
操作后	患者舒适体位			
	整理用物,用物处理正确			
	正确洗手、脱口罩			
	健康宣教			
评价	记录			
	规定时间内完成操作			
	操作规范、熟练、擦洗干净			
	关爱患者,询问感受			
	医用垃圾和生活垃圾处理正确			
问题	相关知识提问一			
	相关知识提问二			

项目4　吸氧法

【案例】

患者张先生，1床，65岁，诊断：慢性支气管炎急性发作并肺部感染、慢性阻塞性肺气肿。医嘱：吸氧2 L/min。

【操作目的】

1.纠正各种原因造成的缺氧状态，提高动脉血氧分压和动脉血氧饱和度，增加动脉血氧含量。

2.促进组织的新陈代谢，维持机体生命活动。

【操作流程】（扫二维码学习）

吸氧法操作流程及沟通语言

【操作注意事项】

1.严格遵守操作流程，注意用氧安全，做到"四防"，即防震、防火、防热、防油。氧气瓶搬运时要避免倾倒撞击。氧气筒周围严禁烟火及易燃品，距明火至少5 m，距暖气至少1 m，以防引起燃烧。氧气表及螺旋口勿上油，禁止用带油的手装卸。

2.使用氧气时，应先调节流量后给予患者吸氧。停用氧气时，应先拔出导管，再关闭氧气开关。中途改变流量，先分离鼻氧管，调节好流量再接上。以免一旦开关出错，大量氧气进入呼吸道而损伤肺部组织。

3.常用的湿化液为灭菌蒸馏水。急性肺水肿用20%~30%乙醇，可以降低肺泡内泡沫的表面张力，使肺泡泡沫破裂、消散，从而改善肺部气体交换，减轻缺氧症状。

4.氧气筒内氧勿用尽，压力表至少要保留0.5 MPa，以免灰尘进入筒内，再充气时引起爆炸。未用完或已用尽的氧气筒，分别悬挂"满"或"空"的标志。

5.用氧前，检查装置有无漏气，用氧过程中，应加强监测。

【临床思维分析】

本案例患者因诊断为"慢性支气管炎急性发作并肺部感染、慢性阻塞性肺气肿"，按医嘱给予氧气吸入治疗以纠正缺氧状态，提高动脉血氧分压和血氧饱和度。综合考虑患者的病情，氧疗应调节为低流量给氧，在氧疗过程中，要注意随时评估患者的缺氧症状有无改善及氧疗效果、实验室检查指标,指导患者及其家属注意用氧安全并宣教不要随意调节氧流量,加强病房巡视。

【临床常见问题思考】

1. 氧疗可能出现什么副作用?
2. 如何根据患者缺氧情况调节氧流量?

【护考测一测】

A1/A2 型题

1. 慢性阻塞性肺疾病(COPD)的患者一般采用

A. 低流量给氧　　　　　　　　　B. 面罩给氧

C. 高流量给氧　　　　　　　　　D. 无创机械通气

E. 中流量给氧

2. 氧疗的操作前评估不包括

A. 患者意识　　　　　　　　　　B. 缺氧程度

C. 供氧设备　　　　　　　　　　D. 体温

E. 患者有无基础病

3. 下列哪项不是氧中毒的症状

A. 恶心,烦躁不安　　　　　　　B. 体温升高

C. 胸骨后灼热感　　　　　　　　D. 进行性呼吸困难

E. 干咳

A3/A4 型题(4~5 题共用题干)

患者女性,48 岁,家住平房,生煤火取暖,晨起感到头痛、头晕、视物模糊而摔倒,被他人发现后送至医院。急查血液碳氧血红蛋白试验呈阳性,诊断为一氧化碳中毒。

4. 一氧化碳中毒纠正缺氧,给予高流量吸氧

A. 8~10 L/min　　　　　　　　　B. 4~6 L/min

C. 6~8 L/min　　　　　　　　　　D. 5~7 L/min

E. 1~2 L/min

5. 一氧化碳中毒治疗不包括

A. 纠正缺氧,轻中度中毒患者可用面罩或鼻导管高流量吸氧

B. 严重中毒患者给予高压氧治疗

C. 高压氧治疗能增加血液中溶解氧,提高动脉血氧分压,可迅速纠正组织缺氧

D. 高压氧治疗是指在高气压(大于一个标准气)环境下呼吸纯氧或高浓度氧达到治疗各种疾病的方法

E. 只有急性一氧化碳中毒能使用高压氧舱

【评分标准】

吸氧法操作评分表

班级_____姓名_____学号_____监考老师_____得分_____

项目	技术要求	A	B	C
准备	仪表：着装规范、佩戴手表			
	护士按要求洗手			
	用物准备：齐全、完好			
	环境准备：符合用氧安全要求			
核对、解释	核对患者方法正确			
	解释操作目的			
评估	摆合适体位			
	正确洗手、戴口罩			
	清洁鼻腔方法正确			
	检查鼻腔情况（口述通气性良好，鼻黏膜无破损，鼻中隔无弯曲，无鼻息肉）			
实施操作	湿化瓶内液体选择恰当/液面高度适宜			
	连接氧气装置正确			
	连接紧密、不漏气			
	检查、湿润导管方法正确			
	根据病情调节流量恰当			
	核对患者方法正确			
	插管方法正确			
	导管固定牢固、美观			
	观察反应、交代注意事项符合要求			
	再次查对患者信息			
	患者舒适体位			
	询问患者感觉恰当，交代注意事项，宣教			
	整理用物，用物处理正确			
	正确洗手、记录			

续表

项目	技术要求	A	B	C
停止吸氧	正确核对患者			
	拔除氧管方法正确			
	关闭氧气的顺序正确			
	帮助患者擦净面部方法正确			
	患者舒适体位			
	交代注意事项，氧气筒装置及各种用物处理恰当			
评价	洗手、记录			
	规定时间内完成操作			
	操作规范、熟练，注意用氧安全			
	关爱患者，询问感受			
	医用垃圾和生活垃圾处理正确			
问题	相关知识提问一			
	相关知识提问二			

项目5　吸痰法

【案例】

患者，张某，女性，65岁，因车祸致脑外伤入院，意识模糊，有痰鸣音，心电监护显示血氧饱和度为88%，该患者无力咳痰，请护士给予吸痰。

【操作目的】

1.为患者及时清除呼吸道分泌物，保持呼吸道通畅。
2.吸出痰液，预防并发症发生。
3.促进呼吸功能，改善肺通气。

【操作流程】（扫二维码学习）

吸痰法操作流程及沟通语言

【操作注意事项】

1.吸痰前，检查电动吸引器性能是否良好、连接是否正确。
2.严格执行无菌操作，每次吸痰应更换吸痰管。
3.每次吸痰时间<15秒，以免造成缺氧。
4.吸痰动作轻稳，防止呼吸道黏膜损伤。
5.痰液黏稠时，可配合叩击，蒸汽吸入、雾化吸入，提高吸痰效果。
6.电动吸引器连续使用时间不宜过久；贮液瓶内液体达2/3满时，应及时倾倒，以免液体过多吸入马达内损坏仪器。贮液瓶内应放少量消毒液，使吸出液不致黏附于瓶底，便于清洗消毒。
7.如果患者在吸痰时有明显的血氧饱和度下降的问题，建议吸痰前提高氧浓度；建议在吸痰前的30~60秒，向儿童和成人患者提供100%的氧。
8.建议成人和儿童使用的吸痰管（直径）要小于他们使用的气管插管的直径的50%，婴儿则要小于70%。

【临床思维分析】

本案例临床思维：患者意识不清，无力咳痰，且能够听到明显的痰鸣音，最重要的是，该患者血氧饱和度为88%，明显是需要进行吸痰的指征，通过吸痰使呼吸道通畅，改善肺通气，以提升患者的血氧饱和度。且该患者需要定时巡视，除及时吸痰外，还需要密切关注患者血氧饱和度，必要时需遵医嘱进行氧疗。

【临床常见问题思考】

1.若为气管切开患者，请说明其吸痰顺序。

2.若在试吸时无法吸上生理盐水，则应如何处置？

3.为气管切开患者进行气囊放气前，为何需要进行吸痰，尤其是要吸净咽喉处痰液？

【护考测一测】

A1/A2 型题

1.电动吸痰器吸痰是利用

A.正压作用 　 B.负压作用 　 C.吸引作用 　 D.空吸作用 　 E.静压作用

2.患者程某，女性，79 岁，脑卒中。患者意识不清，为其吸痰时应注意的内容**不妥**的是

A.储液瓶内吸出液应及时倾倒 　 B.检查管道连接和吸引器性能

C.吸痰管每次吸痰后更换 　 D.每次插入吸痰时间超过 15 秒

E.痰液黏稠，可配合叩击

3.艾滋病患者需要吸痰时，做法**错误**的是

A.吸痰前洗手，戴好口罩、护目镜

B.吸痰前穿好隔离衣

C.不与其他患者共用中心吸引系统

D.吸痰后吸痰管误落地上，立即进行地面的清洁处理

E.用过的吸痰管及纱布装入高危品袋中焚烧

4.吸痰前后，需要观察患者的氧合，重点观察内容是

A.双肺呼吸音 　 B.纯氧吸入

C.血氧饱和度变化 　 D.吸痰管的大小

E.患者的神志

5.王护士给气管切开者吸痰，操作**不正确**的是

A.遵循无菌原则 　 B.每次吸痰时均须更换吸痰管

C.应先吸气管内，再吸口处 　 D.定时吸痰

E.吸痰过程中，鼓励并指导患者深呼吸，进行有效嗽和咳痰

6.患者张某，男性，48 岁，呼吸衰竭，8 号气管插管术后当日，患者痰液多且黏稠，护士给予经气管插管内吸痰，**不正确**的操作是

A.吸痰前整理呼吸机管路，倾倒冷凝水

B.使用 12 号吸痰管吸痰

C.吸痰管外径是气管插管内径的 2/3

D.吸痰管插管遇有阻力时，应分析原因，不得粗暴操作

E.观察患者生命体征及呼吸机参数变化

【评分标准】

吸痰法操作评分表

班级_____　姓名_____　学号_____　监考老师_____　得分_____

项目	技术要求	A	B	C
准备	规定时间内完成用物准备			
	用物准备齐全			
	均在有效期内			
	物品摆放合理			
操作过程	评估环境			
	核对患者方法正确			
	解释操作目的			
	调节负压方法正确			
	负压值正确			
	洗手、戴口罩方法正确			
	评估患者口鼻内容合理全面			
	患者头偏向一侧			
	戴手套、铺治疗巾方法正确，未污染			
	取吸痰管方法正确，未污染			
	连接吸痰管与吸痰装置方法正确			
	试吸方法正确，未污染			
	核对患者方法正确			
	无负压下吸痰管			
	吸痰管下管深度合理			
	有负压吸痰			
	左右旋转上提吸痰			
	时间小于 15 秒			
	评估吸出痰液量、颜色、性状			
	核对患者方法正确			
	冲管方法正确			
	关闭吸痰器			
	弃管			

续表

项目	技术要求	A	B	C
操作后处理	整理用物，医用垃圾和生活垃圾处理正确			
	协助患者取舒适体位			
	健康宣教			
	洗手			
	记录			
	问题一			
	问题二			

项目6 生命体征测量技术

【案例】

患者，王某，女性，45岁，受凉后出现发热，咳嗽，口渴，口唇干裂，门诊胸片显示：右肺片状高密度影。诊断：大叶性肺炎，收入院治疗。护士给予生命体征的测量。

【操作目的】

1. 判断体温、脉搏、呼吸、血压有无异常，识别存在和潜在问题。
2. 动态监测体温、脉搏、呼吸、血压变化及伴随症状，为病情变化提供依据。
3. 协助医生诊断。

【操作流程】（扫二维码学习）

生命体征测量操作流程及沟通语言

【操作注意事项】

1. 测量前检查体温计是否完好，水银柱是否在35 ℃以下；检查血压计水银柱是否在"0"处，橡胶管及加压气球有无老化、漏气等。
2. 避免各种影响生命体征测量的因素：如运动、进食、冷热饮、冷热敷、洗澡、坐浴、灌肠等。
3. 根据病情选择合适的测温方法
(1) 婴幼儿、精神异常、昏迷、口腔疾患、口鼻手术、张口呼吸患者不宜测口温。
(2) 直肠或肛门疾患及手术、腹泻、心肌梗死患者不宜测肛温。
(3) 腋下有创伤、手术、炎症，腋下出汗较多，肩关节受伤或消瘦夹不紧体温计者不宜测腋温。
4. 若测得体温与病情不相符，应在床旁重新监测，必要时做肛温与口温对照复查。
5. 测量呼吸时应不使患者察觉。异常脉搏、危重患者测量脉搏应诊脉1 min；呼吸异常或婴幼儿应测呼吸1 min。
6. 测量脉搏时勿用拇指诊脉，以免拇指小动脉搏动和患者的脉搏相混淆。
7. 为偏瘫患者测脉搏、血压，应选择健侧肢体。不要在输液同侧肢体测量血压。
8. 密切监测血压者为保证测量结果的可比性，应做到"四定"，即定时间、定体位、定部位、定血压计。

9.排除影响血压值的外界因素，如袖带过窄或过宽、过松或过紧而造成血压值误差。

10.发现血压听不清或异常时应重测。重测时应将袖带内气体驱净，使水银柱降至"0"点，休息片刻后方可再测，必要时作双侧对照。首次测量血压时，要测量双上臂，以后通常测量高读数上臂血压。

【临床思维分析】

本案例临床思维：患者有发热、咳嗽、口渴、口唇干裂。护士测量患者体温，判断体温升高的程度，测量脉搏、呼吸、血压以了解病情，为疾病的诊断提供客观依据。密切观察病情，补充水分，在降温的过程中密切观察，防止脱水的发生。给予相应的饮食及活动指导：多吃清淡易消化的半流质食物，如粥、馄饨、面条等，注意休息，减少消耗。针对患者发热的情况可采取相应的物理降温等措施，遵医嘱使用抗生素等药物。针对患者担心病情的情绪，给予相应的心理护理。

【临床常见问题思考】

1.护士为患者测量血压时，缠血压袖带过松或过紧，所测量的血压值会发生什么改变？

2.患者的左手正在进行静脉输液，为患者测量生命体征时应注意什么？

3.监测血压时为了保证测量结果的准确性，要做到"四定"，指的是什么？

【护考测一测】

A1/A2 型题

1.患者赵某，男性，57岁。因严重肝病导致昏迷，呼吸微弱，浅而慢。护士为其测量呼吸的正确方法是

A.以 1/4 脉率计算   B.观察胸腹起伏次数

C.计算所听到的呼吸音的次数   D.用手感觉呼吸气流通过次数

E.用少许棉花置患者鼻孔，观察棉花飘动次数

2.患者王某，男性，58岁。诊断风湿性心脏病入院。患者突然出现胸闷、胸痛，心律极不规则，心率快慢不一，心音强弱不等，心率 102 次/min，脉搏 78 次/min，此脉搏属于

A.奇脉   B.交替脉

C.脉搏短绌   D.洪脉

E.间歇脉

3.患者张某，男性，36岁。测量血压值为 132/80 mmHg，该患者的血压属于

A.收缩压偏高，舒张压正常   B.收缩压偏低，舒张压偏高

C.理想血压   D.正常高值

E.正常血压

A3/A4 型题(4~5 题共用题干)

患者李某，男性，56岁，因上呼吸道感染，剧烈咳嗽，持续发热而就诊，测体温40.1 ℃。

4.遵医嘱给予安痛定 2 mL 肌内注射，护士需要再次测量体温的时间是

A. 20 min 后 　　　　　　　　　B. 30 min 后

C. 1 h 后 　　　　　　　　　　　D. 2 h 后

E. 4 h 后

5. 下列做法**不妥**的是

A. 密切观察病情变化 　　　　　　B. 冰袋冷敷头部

C. 口腔护理 　　　　　　　　　　D. 鼓励多饮水

E. 测量体温每天 2 次

【评分标准】

生命体征测量技术操作评分表

班级＿＿＿＿＿姓名＿＿＿＿＿学号＿＿＿＿＿监考老师＿＿＿＿＿得分＿＿＿＿＿

项目	技术要求	A	B	C
准备	仪表：着装规范、佩戴手表			
	护士按要求洗手			
	用物准备：齐全、完好			
	环境准备：符合操作要求			
核对、解释	核对患者方法正确			
	解释操作目的			
评估	采取舒适体位			
	评估有无影响测量结果因素			
	评估患者被测量部位皮肤情况			
	如果腋下有汗予擦汗			
实施操作	体温计甩至 35 ℃以下			
	指导患者屈臂过胸夹紧体温计			
	桡动脉定位准确			
	诊脉手势正确			
	保持诊脉姿势测呼吸			
	测量体温、脉搏、呼吸时间正确			
	测量体温、脉搏、呼吸结果正确			
	体位符合测量血压要求			
	袖带位置、松紧正确			
	听诊器放置正确			
	测量血压过程正确（充气及放气）			
	血压测量结果正确			
	血压计处理正确（驱余气及水银归槽）			

续表

项目	技术要求	A	B	C
操作后	整理用物			
	健康宣教			
	记录			
评价	规定时间内完成操作			
	操作规范、熟练、遵守无菌原则			
	关爱患者，询问感受			
	医用垃圾和生活垃圾处理正确			
问题	相关知识提问一			
	相关知识提问二			

项目7 鼻饲法

【案例】

患者，李某，男性，45岁，因患有重症肌无力，导致全身骨骼肌受累，出现咀嚼无力，饮水呛咳，吞咽困难，为保证患者营养摄入，请护士给予鼻饲操作。

【操作目的】

凡不能经口进食且消化道功能正常的患者，给予鼻管供给食物和药物，达到维持营养和治疗的目的。

【适应证】

1. 昏迷患者。

2. 因口咽、食管、神经肌肉等疾病引起吞咽困难患者，如咽肿瘤、食管癌、重症肌无力、延髓麻痹等疾病。

3. 不能张口的患者，如破伤风患者。

4. 其他：如早产儿、病情危重、拒绝进食者等。

【操作流程】（扫二维码学习）

鼻饲法操作流程及沟通语言

【操作注意事项】

1. 插管时动作应轻柔，避免损伤食管黏膜，尤其是通过食管3个狭窄部位（环状软骨水平处，平气管分叉处，食管通过膈肌处）时。

2. 插入胃管至10~15 cm（咽喉部）时，若为清醒患者，嘱其做吞咽动作；若为昏迷患者则用左手将其头部托起，使下颌靠近胸骨柄，以利插管。

3. 插入胃管过程中如果患者出现呛咳、呼吸困难、发绀等，表明胃管误入气管，应立即拔出胃管。

4. 每次鼻饲前应证实胃管在胃内且通畅，并用少量温水冲管后再进行喂食，鼻饲完毕后再次注入少量温开水，防止鼻饲液凝结。

5. 鼻饲液温度应保持在38~40 ℃。避免过冷或过热；新鲜果汁与奶液应分别注入，防止产生凝块；药片应研碎溶解后注入。

6. 食管静脉曲张、食管梗阻的患者禁忌使用鼻饲法。

7. 长期鼻饲者应每天进行 2 次口腔护理，并定期更换胃管，普通胃管每周更换一次，硅胶胃管每月更换一次。

【临床思维分析】

本案例临床思维：本案例患者为重症肌无力患者，其需要插鼻饲管的原因为吞咽困难，在插管前务必了解患者病情和意识状态。尤其是胃管下至咽喉处时，该患者无法像其他清醒患者一样进行吞咽动作，所以要注意观察患者情况，是否出现胃管进入气管的情况。另外，鼻饲液的温度也是需要注意的问题，不可太凉或太热，防止出现胃肠道不适症状或烫伤。此外，为患者注食时患者要取半坐卧位，注食后也要维持半坐卧位 20~30 分钟，防止反流而引起呛咳或窒息。最后，每次鼻饲前需要确定胃管是否在胃内；鼻饲后用温开水冲管，防止鼻饲管堵塞。看似简单的鼻饲，其实有很多需要注意的细节，请同学务必认真对待。

【临床常见问题思考】

1. 鼻饲液无法注入，可能的原因是什么，怎么解决，怎么预防？
2. 意识障碍患者易出现自主拔管现象，如何预防？
3. 鼻饲患者出现腹泻应如何处理？

【护考测一测】

A1／A2 型题

1. 下列哪种患者不可给予鼻饲饮食

A. 昏迷患者　　　　　　　　　　B. 口腔疾患患者

C. 拒绝进食患者　　　　　　　　D. 食管静脉曲张患者

E. 破伤风患者

2. 正确测量胃管插入长度的方法是

A. 从鼻尖至剑突　　　　　　　　B. 从眉心至剑突

C. 从眉心至胸骨柄　　　　　　　D. 从前额发际至剑突

E. 从前额发际至胸骨柄

3. 孙先生，36 岁，昏迷 5 天，需鼻饲饮食以维持其营养需要。护士在插管时，下列哪项做法**不妥**

A. 插管至会厌时，将患者头部托起，使下颌靠近胸骨柄

B. 插管协助患者取去枕仰卧位，头向后仰

C. 插管前测量胃管插入长度

D. 插入一定长度后检查胃管是否在胃内

E. 插管时若出现呛咳、呼吸困难，应暂停片刻

4. 患者，男性，45 岁。脑外伤昏迷 2 周，为其插鼻饲管协助进食，以满足营养需要。在为患者鼻饲插管时，为提高插管成功率，应重点采取的措施是

A. 患者取平卧位，利于胃管插入

B. 先稍向上而后平行再向后下缓慢轻轻地插入

C. 插管时动作要准确, 让胃管快速通过咽部

D. 插入 15 cm 时, 托起患者头部使下颌靠近胸骨柄

E. 边插边用注射器抽吸有无胃液, 检验胃管是否在胃内

5. 李先生, 52 岁, 因肝性脑病昏迷, 同时患有冠心病。为保证患者的热能和营养素供给, 护士给予鼻饲以补充营养和水分。为该患者进行饮食护理, 下列哪项**错误**

A. 每次鼻饲时间间隔大于 2 h

B. 每日行 2 次口腔护理

C. 每次灌注食物前检查胃管是否在胃内

D. 注意适量补充植物蛋白

E. 鼻饲液成分以高蛋白、低胆固醇为主

【评分标准】

鼻饲法操作评分表

班级_____姓名_____学号_____监考老师_____得分_____

项目	技术要求	A	B	C
准备	规定时间内完成用物准备			
	用物准备齐全			
	均在有效期内			
	物品摆放合理			
操作过程	评估环境			
	核对患者方法正确			
	解释操作目的			
	取半坐卧位(口述昏迷体位)			
	标记剑突			
	洗手、戴口罩			
	评估患者			
	铺巾、放弯盘			
	戴手套			
	试通鼻饲管			
	测量长度正确			
	润滑鼻饲管			
	二次核对患者			
	插管至咽喉处嘱患者吞咽			
	插至测量长度			

续表

项目	技术要求	A	B	C
操作过程	检查在胃内(做一种,口述一种)			
	标记位置			
	固定			
	脱手套、整理用物			
	注入温开水(注意反折胃管)			
	注入鼻饲液			
	温开水冲管(注意反折胃管)			
	包鼻饲管末端(反折胃管末端)			
	标记插管时间			
	三次核对			
操作后处理	整理用物,医用垃圾和生活垃圾处理正确			
	协助患者取舒适体位(包含维持现在体位20~30分钟)			
	健康宣教			
	洗手			
	记录			
	问题一			
	问题二			

项目8 动、静脉采血法

一、动脉采血法

【案例】

患者张某，男性，60岁，吸烟38年，反复咳嗽、咳痰近10年，最近气温骤降，今晨起患者感气促、咳嗽、呼吸困难伴进行性加重，2 h后症状无好转送来院。入院检查：T 38.0 ℃，P 110次/分，R 25次/分，Bp 118/75 mmHg，SpO_2 85%~90%。患者神志清、精神差、口唇及甲床发绀、气促、不能平卧、痰液黏稠不易咳出、桶状胸、呼吸音弱、叩诊过轻音、听诊双肺底可闻及散在干、湿啰音，初步诊断为慢性阻塞性肺疾病，遵医嘱为患者进行动脉血气分析。

【操作目的】

1. 做动脉血气分析，判断患者呼吸、氧合及酸碱平衡情况。
2. 指导氧疗、机械通气各种参数的调节。
3. 为危重患者的诊断、治疗、用药提供依据。

【操作流程】（扫二维码学习）

动脉采血法操作流程及沟通语言

【操作注意事项】

1. 严格执行无菌操作原则及查对制度。
2. 操作前需评估患者动脉搏动情况及皮肤有无水肿、结节、瘢痕。
3. 桡动脉穿刺点为前臂掌侧腕关节上2 cm，动脉搏动明显处；股动脉穿刺点在腹股沟，股动脉搏动明显处，穿刺时患者取仰卧位，下肢伸直略外展外旋，以充分暴露穿刺部位。
4. 新生儿宜选择桡动脉穿刺，因股动脉穿刺垂直进针时易伤及髋关节。
5. 同一部位尽量避免反复穿刺，否则容易形成假性动脉瘤。
6. 做血气分析时，注射器内不能有空气（如有气泡应立即将其排尽），动脉血抽出后应立即封闭针头，隔绝空气。

7. 采集标本后应立即送检，若不能立即送检，应将标本放于 4 ℃ 的冰箱保存，但不宜超过 2 h，以免细胞代谢耗氧（标本放置于 <25 ℃ 的室温状态下不宜超过 30 min）。

8. 拔针后穿刺点局部应用无菌纱布按压或沙袋加压止血，直至不出血为止（一般为 5～10 min），以免出血或形成血肿。

9. 若穿刺时针头在皮下行走一段距离后再进入动脉，拔针后手指按压方向应与血管走向平行，将皮肤入口与血管入口一起按压。

10. 若患者有饮热水、洗澡、运动、吸痰、雾化等情况，须休息 30 min 后再取血，以免影响结果。

11. 如患者正在进行氧疗，应在检验单上注明氧疗浓度、持续时间（必要时标注相关呼吸机参数）。

12. 不同患者的采血条形码应合理有效使用，杜绝差错事故的发生。

13. 有出血倾向者应慎采取此操作。

【临床思维分析】

本案例临床思维：患者为中老年男性，有 38 年吸烟史，近 10 年来反复咳嗽、咳痰，近日因气温骤降引发疾病，表现为气促、咳嗽、呼吸困难，且呈进行性加重。此外，患者体温升高、血氧饱和度低于正常水平，精神差，口唇及甲床发绀，患者不能平卧，且痰液黏稠不易咳出，以慢性阻塞性肺疾病收治入院，由以上临床表现可以看出，患者存在比较严重的缺氧情况，为进一步判断患者肺部通气和换气状况、明确患者氧合及体内的酸碱平衡情况，遵医嘱抽取患者动脉血进行血气分析，同时根据患者的心理状态做好其心理护理。

【临床常见问题思考】

动脉采血技术容易带来哪些并发症？

【护考测一测】

A1/A2 型题

1. 动脉采血时首选的动脉为

A. 桡动脉
B. 股动脉
C. 足背动脉
D. 肱动脉
E. 颞浅动脉

2. 患者王某，男，38 岁，诊断为慢性阻塞性肺疾病。突然出现胸闷、呼吸困难、口唇及甲床发绀，入院后持续吸氧，为进一步判断患者体内酸碱平衡情况，遵医嘱进行血气分析，动脉血采集需要记录信息内容**不包括**

A. 氧疗方式
B. 体温
C. 标本采集时间
D. 肝功能分析结果
E. 呼吸机参数

A3/A4 型题（4～5 题共用题干）

患者李女士，56 岁，因反复咳嗽咳痰 6 年，心悸、气促 1 年余，加重一周入院，诊断为慢性阻塞性肺疾病，遵医嘱给予氧疗和采集动脉血进行血气分析。

　　3.动脉采血时，消毒穿刺部位范围为

A. 1~2 cm   B. 3~4 cm

C. 5~6 cm   D. 6~7 cm

E. 8~10 cm

　　4.动脉采血拔针后，纱布加压止血时间为

A. 1~2 min   B. 2~3 min

C. 3~5 min   D. 5~10 min

E. 10~20 min

　　5.动脉血气标本抽好后，应将标本

A. 立即送检

B. 在室温下保存，随时送检

C. 放于4 ℃冰箱保存2 h后送检

D. 室温下保存30 min后送检

E. 无特殊要求

二、静脉采血法

【案例】

　　患者王某，女性，50岁，因左乳癌入院，穿刺活检结果：左乳腺浸润性导管癌Ⅱ期，拟行左乳癌改良根治术，需完善血常规、血型、肝功能、凝血功能检查。

【操作目的】

　　1.采全血标本进行血常规检查或测定血液中某些物质的含量。
　　2.采血清标本测定血清酶、电解质、肝功能、脂类等。
　　3.采血培养标本，查找血液中的病原菌。

【操作流程】（扫二维码学习）

静脉采血法操作流程及沟通语言

【操作注意事项】

　　1.严格执行查对制度和无菌操作原则。
　　2.应在安静状态下采血。

3. 采集标本的方法、采血量和时间要准确，如需空腹采血，需确定和告知患者禁食禁水时间。

4. 采血时，采血部位皮肤必须干燥，肘部采血不要拍打患者前臂，外周静脉采血困难时，可股静脉采血。

5. 采血时，只能向外抽，不能向静脉内推，以免注入空气，形成血栓而造成严重后果。

6. 结扎止血带不可过紧，时间不可过长（以不超过 1 min 为宜），否则可导致血液成分变化，影响检验结果。

7. 采全血标本时，需注意抗凝，血液注入容器后，立即轻轻旋转摇动试管 8～10 次，使血液和抗凝剂混匀，避免血液凝固，从而影响检查结果。

8. 抽血清标本须用干燥注射器、针头和干燥试管，避免溶血。

9. 严禁在输液、输血的针头处抽取血标本，最好在对侧肢体采集，如双侧肢体同时在输液，可在滴注位置的上游采血。

10. 若女性患者做了乳腺切除术，应在手术对侧手臂采血。

11. 如未能一次穿刺成功，则需更换穿刺部位和采血针。

12. 真空管采血时，不可先将真空采血管与采血针头相连，以免试管内负压消失而影响采血。

13. 若用真空采血管同时采集不同种类的血标本时，采血顺序依次为：血培养-蓝管-黑管-黄管-红管-绿管-浅绿管-紫管-灰管。

14. 用注射器同时采集不同种类的血标本时，应先注入血培养瓶，再注入抗凝管，最后注入干燥试管，动作应迅速准确。

15. 血培养标本应注入无菌容器内，采集血培养标本时应防污染，除严格执行无菌技术操作外，抽血前应检查培养基是否符合要求，瓶塞是否干燥，培养液不宜太少，同时不可混入消毒剂、防腐剂及药物，以免影响检验结果。

16. 标本采集后应尽快送检，送检过程中避免过度震荡。

【临床思维分析】

本案例临床思维：患者因左乳癌入院，拟行左乳癌改良根治术，遵医嘱需完善血常规、血型、肝功能、凝血功能等术前相关检查，采集血标本前应做好解释沟通工作。血标本采集过程中需要正确选择采血顺序，避免影响检验结果。

【临床常见问题思考】

1. 静脉血标本包括哪些种类？
2. 各种静脉血标本采集的目的是什么？
3. 陈述不同颜色的真空采血管内所含的试剂及其主要用途。

【护考测一测】

A1/A2 型题
1. 患者张某，男，36 岁，因腹痛、腹泻两天入院，患者精神差、皮肤松弛、弹性差，既

往慢性肾功能不全3年余，颈部可触及一长期透析通路，医嘱急抽血做血生化检查。静脉血标本采集时，止血带应位于穿刺点上方

A. 2 cm B. 3 cm

C. 4 cm D. 5 cm

E. 6 cm 以上

2. 静脉采血时，以下哪些项目是需要最先采集的

A. 血培养 B. 血常规

C. 凝血功能 D. 肝功能

E. 血沉

3. 静脉采血时，刺入静脉时采血针应与皮肤呈的角度为

A. 5° B. 10°

C. 30° D. 45°

E. 60°

A3/A4 型题(4~5 题共用题干)

患者吴某，男，56岁，因左侧腹股沟疝嵌顿2天入院，既往慢性肾功能不全病史4年余，左前臂可见一动静脉内瘘。需抽血查血常规、电解质、肝功能、肾功能。

4. 患者查血常规时应用哪种颜色的采血管

A. 黑色 B. 紫色

C. 红色 D. 绿色

E. 蓝色

5. 患者采血后，哪种处理方式正确

A. 棉签按压穿刺处并反复揉搓

B. 按压后将棉签丢入黄色垃圾袋

C. 为顺利采集血液，可以延长系止血带的时间

D. 不论采用哪种真空采血管均不需要摇匀

E. 送检过程中可允许采血管发生震荡

【评分标准】

动脉采血法操作评分表

班级_____ 姓名_____ 学号_____ 监考老师_____ 得分_____

项目	技术要求	A	B	C
准备	护士着装整齐、修剪指甲、洗手、戴口罩			
	环境准备：符合操作要求			
	物品齐全、完好			
核对 评估	核对内容、次数、方法正确			
	评估内容、方法正确			
解释	向患者及家属解释操作目的、配合方法			

续表

项目	技术要求	A	B	C
实施操作	注意保护患者隐私			
	患者体位舒适,暴露穿刺部位			
	检查动脉血气针(或注射器)内容、方法正确			
	铺巾垫枕方法、位置正确			
	无菌纱布、橡胶塞放置位置合理			
	穿刺部位消毒方法、范围正确			
	操作者手指消毒方法正确(或佩戴无菌手套方法正确)			
	打开动脉血气针(或注射器)方法正确			
	设置采血量方法正确(或用肝素湿润注射器管腔方法正确)			
	固定动脉方法正确			
	进针角度和方法正确			
	采血量正确			
	拔针后按压穿刺部位方法、时间正确			
	动脉血气针(或注射器)拔针后插入橡皮塞方法正确			
	预防动脉血液凝集方法正确			
	粘贴检验条码			
	整理床单位			
操作后	整理用物			
	健康指导			
	记录			
评价	规定时间内完成操作			
	操作规范、熟练、遵守无菌原则			
	关爱患者,询问感受			
	医用垃圾和生活垃圾处理正确			
问题	动脉血标本采集注意事项			

【评分标准】

静脉采血法操作评分表

班级＿＿＿＿＿　姓名＿＿＿＿＿　学号＿＿＿＿＿　监考老师＿＿＿＿＿　得分＿＿＿＿＿

项目	技术要求	A	B	C
准备	护士着装整齐、修剪指甲、洗手、戴口罩			
	环境准备：符合操作要求			
	用物准备：齐全、完好			
核对评估	核对内容、方法正确			
	评估内容、方法正确			
解释沟通	向患者及家属解释静脉采血的目的			
实施操作	检查用物方法正确			
	检验条码粘贴正确			
	手消毒方法正确			
	铺巾、垫枕方法正确			
	扎止血带位置正确			
	消毒穿刺部位方法正确			
	穿刺动作熟练、进针角度正确			
	不同血标本同时采集时，能够区分采集先后顺序			
	各采血项目的采血量正确			
	拔针动作娴熟			
	拔针后采血针处置正确			
	根据采血项目判断是否摇动采血管			
操作后	整理用物			
	健康宣教			
	记录、送检			
评价	规定时间内完成操作			
	操作规范、熟练，遵守无菌原则			
	关爱患者，询问感受			
	医用垃圾和生活垃圾处理正确			
问题	静脉血标本采集注意事项			

项目 9　鼻咽/口咽拭子标本采集法

【案例】

患者张某,女,学生,19 岁,近日外出去周边公园散步,散步过程中未全程佩戴口罩,回家两日后突感身体发热、乏力、关节痛、咽痛、咳嗽,T 38.5 ℃,随后口服布洛芬,2 h后 T 37.3 ℃,此后的 48 h 内体温均在 37.0~39.5 ℃之间,并逐渐伴有腹泻,来院就诊后,遵医嘱给予新冠病毒核酸检测(鼻咽拭子/口咽拭子)。

【操作目的】

采集人体鼻咽部或口咽部的生物样本,用于新冠病毒核酸检测及流感检测等。

【操作流程】(扫二维码学习)

鼻咽/口咽拭子标本采集法
操作流程及沟通语言

【操作注意事项】

1. 操作者在每一位被检测者采集前、后,均要严格进行手消毒。

2. 操作过程中,应将被检测者安全放在首位,时刻关注其反应,如出现不能耐受、黏膜出血等不良反应,应及时终止操作。

3. 勿将拭子头触碰手套或其他物品,以免造成污染。

4. 将拭子头垂直插入试剂管中,沿拭子柄折痕折断,折断过程中切不可污染试管内部及试管螺旋口。

5. 试剂管盖应旋紧,确保病毒保存液无渗漏,避免腐蚀条形码。

6. 鼻咽拭子采集:

(1)拭子插入并非沿鼻孔方向,而是与被检测者面部垂直的方向。

(2)如在缓慢送入拭子过程中遇到阻力或被检测者感到明显疼痛等不适感时务必不要暴力进入,需要将拭子稍回退,同时在矢状面略微调整角度然后再继续尝试进入,直到顺利抵达鼻咽后壁,将拭子旋转缓慢退出。

(3)如被检测者有以下情况需谨慎进行鼻咽拭子采集:近期鼻部外伤/出血/手术、严重的鼻中隔偏曲、鼻息肉、上鼻道的慢性阻塞、严重的凝血功能异常等。

(4)对于操作过程中常见的不适感,如拭子通过鼻腔过程中可能会引发轻度疼痛或酸胀感等，需耐心解释。

（5）采样时固定头部，谨防拭子折断在鼻腔内。

7. 口咽拭子采集：

（1）采集咽拭子时动作应轻柔，避免损伤被检测者咽喉部位，以免造成疼痛及拭子折断在口腔内。

（2）被检测者检测前 15~30 min 不能饮水。

（3）避免在进食后 2 h 内采集标本。

（4）对于操作过程中常见的不适感，如口咽部刺激可能会诱发恶心、轻度疼痛等，需耐心解释。

【临床思维分析】

本案例临床思维：患者散步过程中未全程佩戴口罩，且回家 2 d 后有反复发热、乏力、关节痛、咽痛、咳嗽、腹泻等典型新冠病毒感染症状，为进一步明确诊断进行新冠病毒核酸检测。在就诊、检测和回家过程中嘱患者严密佩戴 N95 口罩，回家后做好消杀工作，遵医嘱对症处理，加强营养，保证充分的休息，有条件的单间隔离，减少对家人的传染。在发热时可采取物理降温，遵医嘱口服相应的药物，同时告知患者该疾病属自限性疾病，减少患者恐慌的情绪，如有严重不适及时来院就诊。

【临床常见问题思考】

1. 工作中如何避免手套破损，手套破损后应如何处理？
2. 采样结束后，如何保证条形码不被损毁？

【护考测一测】

A1 型题

1. 采集核酸标本时应佩戴的口罩为

A. 外科口罩　　　　　　　　　　B. 医用防护口罩

C. N95 口罩　　　　　　　　　　D. 普通口罩

E. 纱布口罩

2. 采集核酸标本后，应送检的时间为

A. 2~4 h　　　　　　　　　　　B. 4~6 h

C. 6~8 h　　　　　　　　　　　D. 8~10 h

E. 10 h 以上

3. 采集后的核酸标本放入双层密封袋后用于喷洒的消毒液为

A. 95%酒精　　　　　　　　　　B. 0.5%的含氯消毒剂

C. 75%酒精　　　　　　　　　　D. 1%含氯消毒剂

E. 氯己定

A3/A4 型题（4~5 题共用题干）

患者李某，男，30 岁，近日参加朋友婚礼后出现发热、乏力、全身肌肉酸痛、咽痛、头晕、味觉丧失，随后来院就诊，遵医嘱进行新冠病毒核酸检测（鼻咽拭子）。

4.关于采样前患者准备，说法正确的是

A.嘱患者可进食、不进饮   B.嘱患者不进食、不进饮

C.嘱患者不进食、少量饮水   D.嘱患者少量进食、少量饮水

E.嘱患者正常进食、正常进饮

5.所有等候核酸采样人员要保持的距离是

A.1 m   B.1.5 m   C.0.5 m   D.2 m   E.2.5 m

【评分标准】

新冠核酸检测标本（鼻咽拭子）采集操作评分表

班级＿＿＿＿ 姓名＿＿＿＿ 学号＿＿＿＿ 监考老师＿＿＿＿ 得分＿＿＿＿

项目	技术要求	A	B	C
准备	护士按防护要求穿戴防护用品			
	环境准备：符合操作要求			
	物品完好、齐全			
核对评估	核对次数、内容、方法正确			
	评估内容、方法正确			
解释、沟通	向患者解释操作目的、配合方法、注意事项			
实施操作	粘贴检验条形码位置、方法正确			
	判断能否采用鼻咽拭子采集方法正确			
	卫生手消毒方法正确			
	打开无菌采样拭子包装、取出无菌采样拭子方法正确			
	采样人员采样时站位正确			
	患者口罩罩住口唇范围、露出鼻腔范围合理			
	测量插入拭子长度的方法正确			
	采集方法正确			
	从鼻腔取出拭子的方法正确			
	采集后注意嘱咐患者戴好口罩			
	拭子棒放入试管内方法正确			
	采集后的试管存放、处理方法正确			
	采集结束后，更换新的外层手套方法正确（如双层手套破损均应予以更换）			
	喷洒擦拭桌面、椅子等周围物品表面方法正确			
宣教	告知患者出具核酸报告的时间和查询方法			

续表

项目	技术要求	A	B	C
评价	规定时间内完成操作			
	操作规范、熟练			
	关爱患者，询问感受			
	医用垃圾处理正确			
问题	鼻咽拭子采集注意事项			

项目 10 导尿术

【案例】

李女士，53 岁，主诉：不规则阴道出血 5 个月，入院前行阴道镜下宫颈活检示：宫颈鳞状细胞癌，门诊以"宫颈癌"收入院。入院 5 d 后拟在全麻下行腹腔镜下全子宫切除术，术前遵医嘱行留置导尿术。

【操作目的】

1. 导尿术

（1）为尿潴留患者引流出尿液，以减轻痛苦。

（2）协助临床诊断：如留取未受污染的尿标本作细菌培养；测量膀胱容量、压力及检查残余尿；进行尿道或膀胱造影等。

（3）治疗作用：如膀胱内用药或为膀胱肿瘤患者进行膀胱化疗。

2. 留置导尿

（1）抢救危重、休克患者时正确记录每小时尿量、测量尿比重，以密切观察患者的病情变化。

（2）为盆腔手术患者排空膀胱，使膀胱持续保持空虚，以防手术中误伤。

（3）某些泌尿系统疾病手术后留置导尿管，便于引流和冲洗，以减轻手术切口的张力，促进切口的愈合。

（4）为尿失禁或会阴部有伤口的患者引流尿液，保持会阴部的清洁干燥。

（5）为尿失禁的患者行膀胱功能训练。

【操作流程】（扫二维码学习）

导尿术操作流程及沟通语言

【操作注意事项】

1. 操作中严格执行无菌原则，避免感染的发生。

2. 注意保暖，避免过多暴露，注意保护患者隐私。

3. 尿管选择适宜的材质与型号，成人 12～20 号，儿童 8～10 号。

4. 一次性放尿不超过 1000 mL，防止大量放尿导致腹内压骤降引起虚脱和血尿。

5. 插管过程动作轻柔，避免损伤黏膜。女性如误入阴道，应该更换尿管后重新插入。

6.保持尿道口清洁，女患者用消毒棉球擦拭外阴及尿道口，男患者用消毒棉球擦拭尿道口、龟头及包皮，每日1~2次。

7.每日及时排空集尿袋，并记录尿量，按使用不同集尿袋的要求给予定时更换。

8.一般导尿管每周更换一次，硅胶导尿管可酌情延长时间。

9.患者离床活动时，引流管和集尿袋应安置妥当，不可高于耻骨联合，以防尿液逆流。

10.如病情允许，应鼓励患者多饮水，勤更换卧位，通过增加尿量，达到自然冲洗的目的。

【临床思维分析】

本案例临床思维：本案例患者因诊断为"宫颈癌"，拟行"腹腔镜下子宫全切术"，遵医嘱在术前留置导尿以排空膀胱，使膀胱持续保持空虚状态，避免术中损伤膀胱。针对患者做好术前宣教及心理护理。因宫颈癌手术范围广泛，术中可能对盆腔神经丛及膀胱尿道产生刺激，造成术后膀胱功能障碍，引起排尿困难、尿潴留等发生，术后患者可实施集束化膀胱管理，使留置尿管时间缩短，降低尿路感染发病率，促进膀胱功能恢复，提高生活质量。

【护考测一测】

A1/A2型题

1.为膀胱高度充盈的患者导尿，第一次放尿超过1000 mL时会出现

A.血尿　　　　　　　　　　　　B.蛋白尿

C.尿频、尿痛　　　　　　　　　D.菌尿

E.反射性尿失禁

2.为成年女性导尿时，导尿管插入

A.2~3 cm　　　　　　　　　　　B.4~6 cm

C.6~8 cm　　　　　　　　　　　D.7~8 cm

E.7~9 cm

3.给男性患者导尿时，提起阴茎与腹壁呈60°角的目的是

A.耻骨下弯消失　　　　　　　　B.耻骨下弯扩大

C.耻骨前弯消失　　　　　　　　D.耻骨前弯扩大

E.以上都不对

4.患者王某，男，45岁，诊断为尿毒症，给予留置导尿24 h后引流出尿液70 mL，该患者排尿状况是

A.正常　　　　　　　　　　　　B.少尿

C.无尿　　　　　　　　　　　　D.尿失禁

E.排尿困难

5.前列腺切除术后留置气囊导尿管的主要目的是

A.膀胱引流　　　　　　　　　　B.膀胱冲洗

C.防止感染　　　　　　　　　　D.观察引流量

E.压迫止血

【评分标准】

导尿术操作评分表

班级_____ 姓名_____ 学号_____ 监考老师_____ 得分_____

项目	技术要求	A	B	C
准备	护士：着装规范，按要求洗手			
	用物：齐全、完好，符合无菌原则摆放			
	环境：符合操作要求，注意隐私保护			
核对评估	核对患者方法正确			
	评估患者内容全面			
	评估环境、保护隐私			
解释沟通	解释操作目的与方法			
	指导配合方法及注意事项			
实施操作	屏风遮挡，协助脱去对侧裤子，注意保护隐私与保暖			
	患者体位：屈膝仰卧位，臀下垫治疗巾			
	正确打开清洁包，合理摆放于两腿间			
	初次消毒：顺序正确，遵循无菌操作原则			
	打开导尿包方法正确			
	正确检查导尿管是否漏气			
	正确衔接导尿管与集尿袋			
	润滑导管前端			
	铺洞巾建立无菌区域			
	二次消毒：顺序正确，遵循无菌操作原则			
	插管长度适宜			
	球囊内注水固定于膀胱内			
	集尿袋正确固定在床边			
操作后	整理用物			
	健康宣教			
	记录			
评价	规定时间内完成操作			
	操作规范、熟练，遵守无菌原则			
	关爱患者，询问感受			
	医用垃圾和生活垃圾处理正确			
问题	相关知识提问一			
	相关知识提问二			

项目11　灌肠法

【案例】

患者，李某，男，65岁，主诉腹胀、腹痛，三天未排便，触诊腹部较硬实且紧张，可触及包块，肛诊可触及粪块。医嘱：大量不保留灌肠1次。

【操作目的】

名称　　项目	大量不保留灌肠	小量不保留灌肠	保留灌肠
目的	1. 解除便秘、肠胀气 2. 清洁肠道 3. 减轻中毒 4. 降温	1. 解除便秘 2. 减轻腹胀	1. 镇静催眠 2. 治疗肠道感染
灌肠液	0.1%~0.2%肥皂水，生理盐水	"1、2、3"溶液、甘油、植物油	10%水合氯醛 2%小檗碱 0.5%~1%新霉素
灌肠液的量	成人500~1000 mL 小儿200~500 mL 伤寒患者<500 mL	小于180 mL	小于200 mL
灌肠液温度	一般39~41 ℃ 降温28~32 ℃ 中暑4 ℃	38 ℃	38 ℃
体位	左侧	左侧	慢性细菌性痢疾左侧、阿米巴痢疾右侧，臀部要垫高10 cm
灌肠筒高度	高于肛门40~60 cm 伤寒患者<肛门30 cm	距肛门≤30 cm	
插入长度	成人7~10 cm 儿童4~7 cm	7~10 cm	15~20 cm
保留时间	一般5~10 min 降温30 min	10~20 min	1 h以上

1-1表：大量不保留灌肠、小量不保留灌肠、保留灌肠异同点

【操作流程】(扫二维码学习)

灌肠法操作流程及沟通语言

【操作注意事项】

1.妊娠、急腹症、严重心血管疾病等患者禁忌灌肠。

2.伤寒患者灌肠时溶液不得超过 500 mL,压力要低(液面不得超过肛门 30 cm)。

3.肝性脑病患者灌肠时,禁用肥皂水,以减少氨的产生和吸收;充血性心力衰竭和水、钠潴留患者禁用生理盐水灌肠。

4.准确掌握灌肠溶液的温度、浓度、流速、压力和溶液的量。

5.灌肠时患者如有腹胀或便意时,嘱患者做深呼吸,以减轻不适。

6.灌肠过程中应随时注意观察患者的病情变化,如发现脉速、面色苍白、出冷汗、剧烈腹痛、心慌气急时,应立即停止灌肠并及时与医生联系,采取急救措施。

【临床思维分析】

本案例临床思维:患者腹痛、腹胀,三天未排便,且触诊腹部有硬块,肛诊可触及粪块。我们在做灌肠之前要评估患者的病情、意识,判断患者是否有肝性脑病、充血性心衰或是水钠潴留,便于选择灌肠液。评估患者肛周局部情况,判断是否适合灌肠。灌肠前为患者关门窗、拉围帘、防寒保暖、保护患者隐私。采取左侧卧位,有利于灌肠液顺利流入降结肠和乙状结肠。灌肠液高度在 40~60 cm,防止压力过大,不易保留且损伤肠道。灌肠过程中要时刻观察患者的情况,如患者有腹胀或便意时,嘱患者做深呼吸,以减轻不适。如发现患者脉速、面色苍白、出冷汗、剧烈腹痛、心慌气急,应立即停止灌肠并及时与医生联系,采取急救措施。灌肠后嘱患者保持 5~10 min,再进行排便。嘱患者平时多饮水,多食粗纤维食物,养成按时排便的习惯。

【临床常见问题思考】

1.小量不保留灌肠常用的灌肠液包括哪些?

2.保留灌肠的目的及常用溶液有哪些及其作用是什么?

3.慢性细菌性痢疾和阿米巴痢疾的病变部位及灌肠时采取的卧位是什么?

【护考测一测】

A1/A2 型题

1.小量不保留灌肠的目的**不包括**

A.解除便秘 B.软化粪便

C. 排出肠腔积气　　　　　　　D. 减轻腹胀

E. 治疗肠道感染

2. 肝性脑病患者禁用肥皂水灌肠，是因为可导致

A. 腹水加重　　　　　　　　　B. 腹泻加重

C. 造成碱中毒　　　　　　　　D. 加重肝性脑病

E. 肠穿孔

3. 下列插管长度不妥的是

A. 大量不保留灌肠：7~10 cm　　　B. 小量不保留灌肠：7~10 cm

C. 保留灌肠：15~20 cm　　　　　　D. 肛管排气：7~10 cm

E. 男性患者导尿：22~24 cm

A3/A4 型题（4~5 题共用题干）

患者王某，男，28 岁，被诊断为阿米巴痢疾，护士为患者进行保留灌肠。

4. 护士为其采取右侧卧位的目的是

A. 减轻药物毒副作用　　　　　B. 有利于药物保留

C. 提高治疗效果　　　　　　　D. 减少对患者的局部刺激

E. 使患者舒适安全

5. 为患者做保留灌肠，正确的是

A. 应在晚间睡眠前灌入

B. 灌肠时臀部抬高 15 cm

C. 肛管插入 7~10 cm

D. 液面距肛门 40 cm

E. 灌肠宜保留 20~30 min

【评分标准】

大量不保留灌肠操作评分表

班级_____ 姓名_____ 学号_____ 监考老师_____ 得分_____

项目	技术要求	A	B	C
准备	仪表：着装规范、衣帽整齐			
	护士按要求洗手			
	用物准备：齐全、完好，灌肠液温度适宜			
	环境准备：符合操作要求			
核对、解释	核对患者方法正确			
	解释操作目的			
评估	关闭门窗、拉开围帘			
	采取左侧卧位，双腿屈曲			
	评估患者肛周皮肤			

续表

项目	技术要求	A	B	C
实施操作	备输液架，调节高度，液面距肛门 40~60 cm			
	打开灌肠包，铺垫巾			
	合理放置弯盘、纱布、石蜡棉球、手套、搅拌棒、软皂			
	挂灌肠袋，夹闭阀门			
	将软皂放入灌肠筒内			
	再次测水温，测量方法和读数正确			
	灌肠液倒入灌肠袋内，充分搅拌			
	排气、夹闭引流管，润滑管前端 10 cm			
	插管方法正确，动作轻柔			
	开放管夹，观察患者液面下降和患者反应			
	拔管方法正确			
	擦拭肛门			
操作后	整理用物，取舒适体位			
	开门窗、拉开围帘			
	健康宣教			
	记录			
评价	规定时间内完成操作			
	操作规范、熟练			
	关爱患者，询问感受			
	医用垃圾和生活垃圾处理正确			
问题	相关知识提问一			
	相关知识提问二			

项目 12　药物抽吸法

【案例】

患者张某，女，43 岁，因子宫肌瘤入院，第二日拟行手术治疗，晚间护士巡视时发现患者无法入睡，医嘱：安定 10 mg 肌注，立刻执行。现护士为注射前进行药物准备。

患者赵某，男，50 岁，确诊糖尿病 3 年。一直口服降糖药物，最近多饮多食，体重下降明显，来医院检查，测空腹血糖为 18.0 mmol/L，入院治疗。医嘱：胰岛素 10U 三餐前30 min 皮下注射。现护士为注射前进行药物准备。

【操作目的】

用注射器抽吸适量药液，为注射做准备。

【操作流程】（扫二维码学习）

药物抽吸法操作流程及沟通语言

【操作注意事项】

1. 严格执行无菌操作原则和查对制度。

2. 抽药时不能握住活塞体部，以免污染空筒内壁和药液；排气时不可浪费药液以免影响药量的准确性。

3. 根据药液性质抽吸药液：混悬剂摇匀后立即抽吸；抽吸结晶、粉剂药物时，用无菌生理盐水、注射用水或专业溶媒将其充分溶解后抽吸；油剂可稍加温或用双手对搓药瓶后，用稍粗针头抽吸。

4. 药液现用现配，避免药液污染和效价降低。

5. 用尽药液的安瓿或密封瓶不可立即丢弃，以备注射时查对。

【临床思维分析】

本案例临床思维：护士进行药物抽吸前根据医嘱核对药液，检查药液质量。抽吸药液时注意抽药方法，避免药液污染，并且要做好个人保护防止锐器伤。在排气时不要浪费药液，以免影响药量的准确性。根据药液性质抽吸药液并选用合适的注射器，药液应现用现配，避免效价降低。在抽吸胰岛素药液时注意区分长效胰岛素和短效胰岛素。短效胰岛素抽吸时需要注意单位剂量，避免出现差错。长效胰岛素使用前需要摇匀，可将药瓶放在手心中, 用双手夹住药瓶, 来回滚动十下左右, 使瓶内药液充分混匀。

【临床常见问题思考】

1. 密封瓶抽吸药液时为什么要注入等量的空气?

2. 注射器的哪些部位可以触碰?

3. 抽药过程中不小心被锐器划伤应该怎么办?

【护考测一测】

A1/A2 型题

1. 患者男, 19 岁。因大叶性肺炎入院。医嘱: 青霉素 80 万 U 肌内注射。护士用 5 mL 注射器往密封瓶内注入稀释液时, 可以用手接触的部位是

A. 活塞　　　　　　　　　　　　B. 针尖

C. 针梗　　　　　　　　　　　　D. 针栓

E. 乳头

2. 下列关于医疗垃圾的处理措施, 正确的是

A. 棉签丢在黑色垃圾桶　　　　　　B. 注射器丢在黑色垃圾桶

C. 换下来的敷料丢在黑色垃圾桶　　D. 安瓿瓶丢在锐器盒

E. 空盒丢在黄色垃圾桶

3. 抽吸油剂、混悬液注射剂方法**不正确**的是

A. 认真查对药液

B. 严格执行无菌操作

C. 混悬液应先摇匀后再抽药

D. 油剂可两手对搓药瓶后再抽吸

E. 抽油剂及混悬液时应选用细长针头

A3/A4 型题(4~5 题共用题干)

患者, 女, 16 岁, 因恶心呕吐入院。医嘱: 甲氧氯普胺(胃复安)10 mg 肌内注射。

4. 护士自安瓿瓶内抽吸药液操作方法**错误**的是

A. 仔细核查

B. 将安瓿顶端药液弹至体部

C. 无需消毒, 直接折断

D. 将针尖斜面向下放入安瓿瓶内液面以下抽吸药液

E. 抽吸药液时不得用手握住活塞轴

5. 护士在抽吸药液的过程中, 不慎被掰开的安瓿划伤了手指, **不妥**的处理方法是

A. 用 0.5% 碘伏消毒伤口, 并包扎

B. 用 75% 乙醇消毒伤口, 并包扎

C. 从伤口的远心端向近心端挤压

D. 及时填写锐器伤登记表

E. 用肥皂水彻底清洗伤口

【评分标准】

药物抽吸法操作评分表

班级＿＿＿＿＿　姓名＿＿＿＿＿　学号＿＿＿＿＿　监考老师＿＿＿＿＿　得分＿＿＿＿＿

项目	技术要求		A	B	C
评估核对	仪表：着装规范				
	评估操作环境				
	根据医嘱核对处置卡				
	洗手、戴口罩				
	备齐、检查用物及药液，所有用物符合操作要求				
	核对药液				
实施操作	安瓿瓶抽吸药液	弹安瓿尖端，锯安瓿瓶颈，消毒安瓿			
		再次消毒安瓿，折断安瓿			
		抽吸药液：拿出注射器，示指固定针栓，抽动活塞，拔掉护针帽，将针头斜面向下置入安瓿内液面下，手持活塞柄，抽动活塞，抽吸药液			
	密封瓶抽吸药液	消毒瓶塞：去除密封瓶盖中心部分，常规消毒两次			
		注入空气：注射器内吸入与所需药液等量的空气，示指固定针栓，将针头插入瓶内，注入空气			
		抽药：倒转药瓶，使针头在液面下，吸取药液至所需量			
		拔针：以示指固定针栓，拔出针头			
	排气：将针头垂直向上，轻拉活塞，使针头内药液流入注射器，并使气泡集于乳头口，轻推活塞，驱除气体，排气方式正确不浪费药液				
	再次核对药液				
	套上护针帽，贴上标识贴，按照无菌原则放入无菌盘中备用				
操作后	整理用物，开启物品及剩余药液，写上开启时间、有效期				
	洗手、摘口罩				
评价	规定时间内完成操作				
	操作规范、熟练、遵守无菌原则				
	医用垃圾和生活垃圾处理正确				
问题	相关知识提问一				
	相关知识提问二				

项目 13 皮内注射法(青霉素药物过敏试验)

【案例】

患者李某,女,25 岁,因淋雨后感冒致咳嗽、胸痛,于今日 8：00AM 入院。入院检查:神志清楚,体温 38.5 ℃,脉搏 100 次/min,呼吸 20 次/min,血压 110/70 mmHg。入院诊断:肺炎球菌肺炎。医嘱:青霉素皮试,st。

【操作目的】

1.进行药物过敏试验,以观察有无过敏反应。

2.预防接种,如卡介苗。

3.局部麻醉的起始步骤。

【操作流程】(扫二维码学习)

皮内注射法操作流程及沟通语言

【操作注意事项】

1.严格执行查对制度和无菌操作制度。

2.做药物过敏试验前,应详细询问患者的用药史、过敏史及家族史,如患者对需要注射的药物有过敏史,则不可做皮试,应及时与医生联系,更换其他药物。

3.做药物过敏试验皮肤消毒时禁用含碘消毒剂,以免着色影响对局部反应的观察及与碘过敏反应相混淆。

4.曾使用青霉素,停药三天后再次使用或在使用药物过程中改用不同生产批号的青霉素制剂时,需重做皮试,确定结果为阴性才可继续用药。

5.在为患者做药物过敏试验前,要备好急救药品,以防发生意外。

6.试验结果阳性者,告知患者或家属不可再使用青霉素,并在体温单、注射单、医嘱单、护理记录单上记录,并在床头卡、病历及护士站一览表上做醒目标志,通知医生更换其他药物。

7.若皮试结果不能确认或怀疑假阳性时,应采取对照试验。方法为:更换注射器及针头,在另一前臂相应部位注入 0.1 mL 生理盐水,20 min 后对照观察反应。

【临床思维分析】

本案例临床思维：本案例患者的诊断为肺炎球菌肺炎，遵医嘱给予青霉素静脉滴注。在静脉滴注前需要进行青霉素过敏试验，结果为阴性方可使用该药物。在试敏前要询问清楚患者的用药史、过敏史、家族史，若对青霉素过敏则停止进行青霉素试敏，告知医生改用其他药物。在试验过程中密切观察患者反应并准备好急救药物，告知患者药物过敏试验的注意事项。如果对于试验结果产生异议，可选择在另一只手臂上做生理盐水的对照试验。针对患者出现的发热现象可以进行物理降温，告知患者多饮水，多吃清淡、易消化的食物，并对患者的情绪做好相应的心理护理。

【临床常见问题思考】

1. 药物过敏试验常选择哪个注射部位？为什么？
2. 药物过敏试验注射时为何忌用含碘消毒剂？若患者酒精过敏可选用何种消毒剂？
3. 怎样判断药物过敏试验的结果？

【护考测一测】

A1/A2 型题

1. 皮内注射是将药物注入

A. 表皮　　　　　　　　　　B. 真皮
C. 皮下组织　　　　　　　　D. 表皮与真皮之间
E. 真皮与皮下组织间

2. 发生药物过敏性休克，患者最早出现的症状常是

A. 意识丧失　　　　　　　　B. 血压下降
C. 抽搐　　　　　　　　　　D. 胸闷，气促
E. 皮肤发绀

3. 以下属于医疗事故的是

A. 在紧急情况下为抢救垂危患者生命而采取紧急医学措施造成不良后果
B. 无过错输血感染造成不良后果
C. 未做皮试导致药物过敏造成不良后果
D. 因患方原因延误诊疗导致不良后果
E. 患者行动不慎造成不良后果

A3/A4 型题(4~5 题共用题干)

魏某，男性，25 岁，诊断为化脓性扁桃体炎。医嘱：青霉素过敏试验。

4. 遇到上述情况患者过敏时，首先采取的紧急措施是

A. 立刻平卧，皮下注射 0.1% 肾上腺素
B. 立刻给予升压药多巴胺
C. 立即静脉注射地塞米松
D. 立即给予呼吸兴奋剂药物

E. 立即注射葡萄糖酸钙

5. 过敏试验液注入皮内的剂量为

A. 50U   B. 100U

C. 150U   D. 200U

E. 250U

【评分标准】

皮内注射法（药物过敏试验）操作评分表

班级＿＿＿＿＿姓名＿＿＿＿＿学号＿＿＿＿＿监考老师＿＿＿＿＿得分＿＿＿＿＿

项目	技术要求	A	B	C
操作前评估沟通	仪表：着装规范			
	核对医嘱，核对患者床头卡及腕带			
	评估：询问用药史、过敏史、家族史，选择合适的注射部位，评估皮肤状况			
	解释沟通：向患者及家属解释皮内注射的目的、方法、注意事项、配合要点、药物作用及不良反应			
准备	根据医嘱核对处置卡			
	洗手、戴口罩			
	用物准备齐全，放置合理，符合操作要求			
	核对药液，消毒瓶口，按照操作规范抽吸药液			
	排气方法正确，将抽好的药液贴好标识放入无菌盘内，正确处理剩余药液			
	再次核对药液，整理用物			
	洗手、脱口罩			
评估	评估病房环境			
实施操作	洗手、戴口罩			
	消毒皮肤，消毒范围大于 5 cm，待干			
	再次核对患者及药液			
	排气方法正确			
	绷紧皮肤正确，持针手法正确，进针角度及深度正确			
	固定针栓，注射药液			
	皮丘符合要求			
	拔针，观察患者反应			
	核对患者及药液			

续表

项目	技术要求	A	B	C
操作后	整理用物			
	协助患者取舒适体位，交待注意事项			
	洗手、脱口罩			
结果判断	正确判断试验结果			
	正确记录试验结果			
评价	规定时间内完成操作			
	操作规范、熟练，遵守无菌原则			
	关爱患者，询问感受			
	医用垃圾和生活垃圾处理正确			
问题	相关知识提问一			
	相关知识提问二			

项目 14　皮下注射法

【案例】

王先生，56 岁，主诉：多饮，多食，多尿，1 年半。采用饮食控制及口服降糖药治疗 1 年，效果尚不明显。入院检查：体温 37.2 ℃，脉搏 90 次/分，呼吸 18 次/分，血压 145/80 mmHg。实验室检查：空腹血糖 15.5mmol/L，尿糖(+++)，诊断 2 型糖尿病。医嘱：胰岛素 8U，三餐前 30 min 皮下注射。

【操作目的】

1. 注入小剂量药物，用于不宜口服给药而需在一定时间内发生药效时，如胰岛素注射。
2. 预防接种。
3. 局部麻醉用药。

【操作流程】（扫二维码学习）

皮下注射法操作流程及沟通语言

【操作注意事项】

1. 严格执行查对制度和无菌操作原则。
2. 尽量避免应用刺激性较强的药物做皮下注射。
3. 选择注射部位时应避开炎症、破溃或有肿块的部位。
4. 尽量减轻患者疼痛，取合适体位，注射时做到"两快一慢"（进针快、拔针快、推药慢）。
5. 注射时保证剂量准确，若注射药液小于 1 mL 也须使用 1 mL 的注射器。
6. 进针后无回血方可推注药液。
7. 长期注射者应有计划地更换注射部位，防止局部硬结的产生。
8. 过于消瘦者，可捏起局部组织，适当减少进针角度。

【临床思维分析】

本案例临床思维：本案例为 2 型糖尿病患者，有典型的糖尿病症状，遵医嘱给予皮下注射胰岛素。在给药时注意患者的用餐时间，在餐前注射胰岛素，交待好注意事项。如患者突然出现饥饿感、头晕、心悸出冷汗、软弱无力、心率加快等表现则提示发生低血糖，应该立即口服糖水、馒头等易吸收的糖类，同时监测血糖。需要长期注射的患者要做好宣教工作，让患者了解建立轮换交替注射的计划，经常更换注射部位，促进药物的吸收。对于糖尿病患者建议低糖饮食，多吃膳食纤维丰富的蔬菜，多吃优质蛋白，加强锻炼，提高自身免疫力，注意休息，做好血糖监测。

【临床常见问题思考】

1. 护士为消瘦患者进行皮下注射时应该怎么做？
2. 胰岛素注射时为什么不使用碘伏消毒皮肤？
3. 对于已经形成的局部硬结应如何处理？

【护考测一测】

A1/A2 型题

1. 皮下注射的进针角度为
A. 0°~5° B. 30°~40°
C. 45° D. 60°
E. 90°

2. 糖尿病患者，口服降糖药效果欠佳，遵医嘱皮下注射胰岛素治疗，**不属于重点观察**的一项是
A. 心慌 B. 出冷汗
C. 神志不清 D. 眩晕
E. 体温变化

3. 张先生，63 岁。糖尿病 10 年。医嘱胰岛素 8U，餐前 30 min，H，tid。"H"的含义是
A. 皮内注射 B. 皮下注射
C. 肌内注射 D. 静脉注射
E. 静脉滴入

A3/A4 型题(4~5 题共用题干)

李女士，58 岁。患"2 型糖尿病"3 年，肥胖体型，目前空腹血糖 11.6 mmol/L，饮食控制和口服降糖药后，效果仍不理想。

4. 护士关于自我保健措施的宣教中，其宣教的内容应除外
A. 适当运动 B. 随意饮食
C. 注意个人卫生 D. 按时测量体重
E. 必要时记录出入量

5. 可给予该患者的建议是
A. 控制饮食 B. 开展运动疗法
C. 更换降糖药品种 D. 皮下注射胰岛素
E. 血酮体和尿酮体监测

【评分标准】

皮下注射法操作评分表

班级＿＿＿＿ 姓名＿＿＿＿ 学号＿＿＿＿ 监考老师＿＿＿＿ 得分＿＿＿＿

项目	技术要求	A	B	C
操作前评估沟通	仪表：着装规范			
	核对医嘱，核对患者姓名、床号、性别、年龄，核对床头卡及腕带			
	评估：评估患者病情及心理状态、合作程度，选择合适的注射部位，评估注射部位的皮肤状况			
	解释沟通：向患者及家属解释皮下注射的目的、方法、注意事项、配合要点、药物作用及不良反应			
准备	根据医嘱核对处置卡			
	洗手、戴口罩			
	用物准备齐全，放置合理，符合操作要求			
	核对药液，消毒瓶口，按照操作规范抽吸药液			
	排气方法正确，将抽好的药液贴好标识放入无菌盘内，正确处理剩余药液			
	再次核对药液，整理用物			
	洗手、脱口罩			
评估环境	评估病房环境			
实施操作	洗手、戴口罩			
	消毒皮肤，消毒范围大于 5 cm，待干			
	再次核对患者及药液			
	排气方法正确			
	绷紧皮肤正确，持针手法正确，进针角度及深度正确			
	回抽无回血，缓慢注射适量药液			
	拔针，用无菌棉签轻按针刺处			
	核对患者及药液			
操作后	整理用物			
	协助患者取舒适体位，交待注意事项			
	洗手、记录			

续表

项目	技术要求	A	B	C
评价	规定时间内完成操作			
	操作规范、熟练、遵守无菌原则			
	关爱患者，询问感受			
	医用垃圾和生活垃圾处理正确			
问题	相关知识提问一			
	相关知识提问二			

项目 15　肌内注射法

【案例】

王女士，30 岁。主诉：停经 8 周，阴道少量流血 1 d。妇科检查：子宫大小与停经周数相符，宫颈口未开，妊娠产物未排出。B 超示：早期宫内妊娠，胚胎存活；宫腔积液。诊断：早孕，先兆流产。医嘱：黄体酮 20 mg，im，qd。

【操作目的】

1. 用于不宜或不能静脉注射，且要求比皮下注射更快发生药效时。

2. 预防接种疫苗，如百白破疫苗、白破疫苗、乙肝疫苗、脊髓灰质炎灭活疫苗、甲肝灭活疫苗、出血热疫苗等。

【操作流程】（扫二维码学习）

肌内注射法操作流程及沟通语言

【操作注意事项】

1. 严格执行查对制度和无菌操作原则。

2. 两种或两种以上药物同时注射时，注意配伍禁忌。

3. 对 2 岁以下婴幼儿不宜选用臀大肌注射，因其臀大肌尚未发育好，注射时有损伤坐骨神经的危险，最好选择股外侧肌、臀中肌和臀小肌注射。

4. 尽量减轻患者疼痛，取合适体位，注射时做到"两快一慢"（进针快、拔针快、推药慢）。

5. 注射中若针头折断，应先固定局部组织，并嘱其保持原位不动，稳定患者情绪，以防断针移位，同时尽快用无菌血管钳夹住断端取出；如断端全部埋入肌肉，应速请外科医生处理。

6. 进针后无回血方可推注药液。

7. 长期注射者应有计划地更换注射部位，避免或减少局部硬结的产生。

8. 过于消瘦者，可捏起局部组织，适当减少进针角度。

9. 肌内注射法常见体位除侧卧位外，还有俯卧位：足尖相对，足跟分开，头偏向一侧；坐位或仰卧位，视患者情况采取合适体位。

【临床思维分析】

本案例临床思维：患者诊断为早孕，先兆流产，遵医嘱为其肌内注射黄体酮。给药时注意药物的物理特性（黄体酮注射液溶剂为油溶剂，如果注射药物没有进入或未全部进入肌肉层，会影响药物的吸收，引起注射部位局部出现反应）给患者带来的影响，在肌内注射黄体酮时应选择合适的注射部位，选择粗针头，控制好肌内注射的深度，确保药物进入肌肉层（可采用 Z-Track 技术结合气泡置留技术，使药物回渗的可能降到最低）。拔针后按压时间应长（至少 5 min），同时应交代患者做好用药后的局部护理。

【临床常见问题思考】

1.肌内注射时臀中肌、臀小肌如何定位？
2.为 2 岁以下婴幼儿进行臀部肌内注射时，有可能发生哪些问题？如何预防？
3.在肌内注射时，如何减轻患者的疼痛？

【护考测一测】

A1/A2 型题

1.肌内注射的进针角度为

A. 0°~5°   B. 30°~40°

C. 45°   D. 60°

E. 90°

2.行成人臀大肌注射时，一手绷紧皮肤，另一手用腕部的力量快速垂直刺入针头的

A. 1/3   B. 2/3

C. 1/4   D. 3/4

E. 全部

A3/A4 型题（3~4 题共用题干）

某患儿，1.5 岁，因急性肺炎住院，遵医嘱予肌内注射。

3.肌内注射选择的最佳部位是

A. 上臂三角肌下缘

B. 臀大肌

C. 臀中肌、臀小肌

D. 股内侧肌

E. 都可

4.肌内注射操作**错误**的是

A. 左手拇指和示指错开，并绷紧局部皮肤

B. 右手以执笔式持注射器，用前臂带动腕部的力量，将针头迅速垂直刺入肌肉

C. 一般刺入 1/2~2/3，消瘦者及患儿酌减

D. 如无回血，右手可推动活塞，缓慢注入药液

E. 注射毕，用无菌棉签轻压针刺处

【评分标准】

肌内注射法操作评分表

班级_____ 姓名_____ 学号_____ 监考老师_____ 得分_____

项目	技术要求	A	B	C
准备	仪表：着装规范、按要求洗手、戴口罩			
	用物准备：齐全、完好			
	环境准备：符合操作要求			
评估	拉围帘，保护患者隐私			
	摆合适体位			
	评估患者注射部位皮肤情况			
实施操作	两人核对医嘱，检查药物			
	用物放置妥当、操作无跨越无菌区			
	正确洗手、戴口罩			
	检查注射器，注射器、针头选择恰当			
	安瓿消毒、开启方法正确			
	抽吸药液、排气方法正确			
	核对，药液放置无菌盘内			
	查对、解释准确，体位正确			
	选择部位准确（口述臀大肌两种定位法）			
	消毒范围、方法正确			
	进针前再次查对			
	待干进针，绷紧皮肤正确			
	持针手法正确			
	进针角度、深度正确			
	回抽、固定手法正确			
	注射剂量准确			
	注射速度适宜，观察患者反应			
	拔针按压方法正确			
	拔针后核对			

续表

项目	技术要求	A	B	C
操作后	协助患者取舒适体位			
	床单位、围帘整理			
	整理用物，用物处理正确			
	正确洗手、脱口罩			
	健康宣教			
评价	记录			
	规定时间内完成操作			
	操作规范、熟练，遵守无菌原则			
	关爱患者，询问感受			
	医用垃圾和生活垃圾处理正确			
问题	相关知识提问一			
	相关知识提问二			

项目16 密闭式静脉输液法

一、头皮针静脉输液法

【案例】

宋某,男,63岁,因排便习惯改变,大便不成形,便中带血、黏液,门诊以"直肠癌"收入院,入院3日后行经腹直肠癌切除术,现术后10 d,拟明日出院。患者15:00时如厕后,不慎将左手上留置针脱出,经消毒处理按压止血后,余一瓶0.9%氯化钠注射液100 mL+头孢哌酮钠舒巴坦钠3 g未输注,护士给予静脉输液。

【操作目的】

1. 补充水分及电解质,预防和纠正水、电解质及酸碱平衡紊乱。
2. 增加循环血量,改善微循环,维持血压及微循环灌注量。
3. 补充营养,供给能量,促进组织修复,增加体重,维持正氮平衡。
4. 输注药物,治疗疾病。

【操作流程】(扫二维码学习)

头皮针静脉输液法操作流程及沟通语言

【操作注意事项】

1. 严密观察注射部位皮肤有无肿胀,管路是否连接正确且通畅,针头有无脱出或移位。
2. 针头与输液器连接是否紧密,输液管有无扭曲受压。
3. 输液滴速是否适宜及输液瓶中剩余液体量。
4. 根据病情、年龄、药物性质、治疗需要来调节输液速度。如年老体弱、婴幼儿、心肺疾患的患者输入时速度宜慢;严重脱水、心肺功能良好者,速度可快;利尿脱水药应快速输入;高渗盐水、含钾药、升压药等滴入速度宜慢。
5. 输液过程中常见的输液反应有:发热反应、循环负荷过重(肺水肿)、静脉炎、空气栓塞。

【临床思维分析】

本案例临床思维：本案例患者因诊断为"直肠癌"收入院，术后恢复良好，拟出院。出院前，患者在家属协助下如厕时，留置针脱出，护士立即予消毒止血处理。剩余一瓶药液未输注，可选择头皮针穿刺，也可使用留置针。但考虑患者第二日出院，并减少患者费用，临床可选择头皮针穿刺输液。做好患者静脉输液解释，给予出院健康指导。

【临床常见问题思考】

1. 常见输液故障有哪些？应如何处理？

2. 常见输液反应有哪些？

3. 静脉输液滴速如何调整？考虑因素有哪些？

4. 临床一线的你，在行静脉穿刺时，是否能一次成功？如果穿刺失败，原因有哪些？

5. 患者，男，45 岁，因"头痛 3 d 伴恶心呕吐 1 h"来院就诊，平车推入。入院时神志清，精神萎靡，BP 201/100 mmHg，P 98 次/分，医嘱予"25%甘露醇 250 mL"静脉滴注。甘露醇输液速度有何要求，如何调节滴数？

6. 患者，男，30 岁，因"发热 3 d"，拟以"左肺下叶肺炎"收入院。入院体温 39.3 ℃，CT 显示"左肺下叶肺炎"，医嘱为"0.9%氯化钠注射液 150 mL+头孢哌酮钠舒巴坦钠 2 g 静脉滴注"，头孢药敏试验(−)。在输液过程中，患者出现发冷、寒战和发热，患者发生了哪种输液反应，如何处理？

【护考测一测】

A1/A2 型题

1. 静脉输液时，下列哪项不是液体检查的内容

A. 液体的名称　　　　　　　　　　B. 浓度和剂量

C. 生产日期和有效期　　　　　　　D. 开瓶时间

E. 液体的质量

2. 下列各项中，属于静脉输液最严重的反应是

A. 发热反应　　　　　　　　　　　B. 静脉炎

C. 肺水肿　　　　　　　　　　　　D. 过敏反应

E. 空气栓塞

3. 静脉输液过程中发生空气栓塞的致死原因是气栓堵塞

A. 上腔静脉入口　　　　　　　　　B. 下腔静脉入口

C. 肺动脉入口　　　　　　　　　　D. 主动脉入口

E. 肺静脉入口

4. 患者，男，60 岁，慢性阻塞性肺气肿。上午 9 时开始静脉输液，10 时护士巡视病房时，发现患者咳嗽、咳粉红色泡沫样痰，呼吸急促，此患者可能出现下列哪种情况

A. 急性肺水肿　　　　　　　　　　B. 发热反应

C. 过敏反应　　　　　　　　　　　D. 空气栓塞

E. 溶血反应

5. 女，59 岁，肠梗阻手术后 7 天，多次右下肢静脉输液，并发血栓静脉炎，其护理方法应禁忌

A. 局部硫酸镁湿热敷 　　　　　B. 局部按摩

C. 患肢抬高 　　　　　D. 患肢制动

E. 理疗，应用抗生素

二、留置针密闭式静脉输液法

【案例】

李某，男，27 岁，因发热 4 天，行胸部 CT 检查显示为右肺肺炎，门诊以"右肺肺炎"收入院。患者既往有青霉素、头孢噻肟钠药物过敏史。入院查体：T 38.9 ℃，P 101 次/min，BP 121/75 mmHg，神志清。医嘱：0.9%氯化钠注射液 150 mL＋头孢哌酮钠舒巴坦钠 3 g，Bid，ivgtt。头孢哌酮钠舒巴坦钠药敏试验阴性，预计输液时间 5~7 d。

【操作目的】

1. 补充水分及电解质，预防和纠正水、电解质及酸碱平衡紊乱。

2. 增加循环血量，改善微循环，维持血压及微循环灌注量。

3. 补充营养，供给能量，促进组织修复，增加体重，维持正氮平衡。

4. 输注药物，治疗疾病。

5. 减少患者痛苦，保护静脉，适用于长期输液和静脉穿刺较困难者。

【操作流程】（扫二维码学习）

留置针密闭式静脉输液法
操作流程及沟通语言

【操作注意事项】

1. 严格执行查对制度和无菌操作原则。

2. 严格掌握静脉留置针的留置时间，一般静脉留置针可保留 3~7 d。

3. 留置期间应严密观察留置针有无脱出、断裂、阻塞，局部有无红、肿、热、痛等静脉炎表现，及时处理相关并发症。每次输液前后应当检查患者穿刺部位及静脉走向情况，倾听患者的主诉。如有异常情况，应立即拔除留置针并做好局部处理。对仍需输液者应更换肢体，另行穿刺。

4.静脉留置针者应注意保护肢体，不输液时避免肢体下垂。能够下床活动的患者，避免使用下肢静脉留置，以防止回血堵塞留置针。

5.告知患者留置针可能出现的并发症，嘱其保持留置针针口的干燥。敷料潮湿及时予以更换。更换后要记录好穿刺日期。

【临床思维分析】

本案例临床思维：本案例患者因诊断为"右肺肺炎"收入院，入院测生命体征，体温和脉搏均超过正常值，遵医嘱给予头孢哌酮钠舒巴坦钠药敏试验，阴性后行静脉输液，由于时间为 5~7 d，且一天 2 次，为减轻反复穿刺给患者带来的痛苦，选择静脉留置针穿刺。静脉输液临床常见方式有：头皮针静脉输液、留置针静脉输液、中心静脉导管（CVC）静脉输液、PICC 静脉输液、PORT 静脉输液等，需要护理人员辩证地使用。临床护理人员应熟练掌握医嘱常见的缩写，才能正确执行医嘱。

【临床常见问题思考】

1.简述留置针静脉输液的护理。

2.患者王某，右上肢留置针穿刺，第四天静脉输液时诉穿刺部位疼痛，检查见穿刺部位微红，沿静脉走向出现条索状红线，导管回血不明显，请问该患者发生了什么情况？如何分级？如何护理？

【护考测一测】

A1/A2 型题

1.外周留置针输液时，皮肤消毒范围直径为

A.≥5 cm
B.≥8 cm
C.≥10 cm
D.≥12 cm
E.≥20 cm

2.留置针的延长管应予 U 形固定，需使用哪种固定法

A.平压法
B.高举平台法
C.交叉固定法
D.蝶形固定法
E.以上均可

3.静脉留置针标识的方法为

A.年月日时间，签全名缩写
B.年月日，签全名
C.年月日时间
D.年月日，签缩写
E.时间，签名

4.拔除和更换留置针的指征为

A.患者诉穿刺处疼痛时
B.导管故障
C.怀疑污染时
D.发生静脉炎
E.以上均是

【评分标准】

一、密闭式静脉输液法(头皮针)操作评分表

班级_____姓名_____学号_____监考老师_____得分_____

项目	技术要求	A	B	C
准备	护士仪表规范,洗手			
	用物准备:齐全、完好			
	环境准备:符合操作要求			
核对评估	正确核对医嘱,核对患者方法正确			
	评估患者内容全面			
解释沟通	解释操作目的与方法			
	指导配合方法及注意事项			
检查配液	检查药物、消毒瓶塞,按医嘱配置药液			
	检查输液器、加药及插输液器无污染			
核对患者、排液	用物摆放合理、正确核对患者			
	正确排液、未浪费药液			
	茂菲氏滴管中液面高度适宜			
选择部位、消毒	患者体位舒适			
	正确选择穿刺部位、系止血带位置正确			
	消毒规范、消毒范围正确			
静脉穿刺	进针前再次核对			
	嘱患者握拳,排气,绷紧皮肤			
	持针手法,进针位置、角度、深度适宜			
	穿刺一次成功,"三松",妥善固定			
	正确调节滴速			
	进针后再次核对			
操作后	整理用物			
	健康宣教			
	记录			
巡视	输液过程中巡视			
输液结束	确定输液结束,核对患者			
	正确拔针、有效按压			
	整理床单位、交待注意事项			
	处理用物,洗手记录			

续表

项目	技术要求	A	B	C
评价	规定时间内完成操作			
	操作规范、熟练,遵守无菌原则			
	关爱患者,询问感受			
	医用垃圾和生活垃圾处理正确			
问题	相关知识提问一			
	相关知识提问二			

【评分标准】

二、密闭式静脉输液法(留置针)操作评分表

班级＿＿＿＿＿姓名＿＿＿＿＿学号＿＿＿＿＿监考老师＿＿＿＿＿得分＿＿＿＿＿

项目	技术要求	A	B	C
准备	护士仪表规范,洗手			
	用物准备:齐全、完好			
	环境准备:符合操作要求			
核对评估	正确核对医嘱,核对患者方法正确			
	评估患者内容全面			
解释沟通	解释操作目的与方法			
	指导配合方法及注意事项			
检查配液	检查药物,消毒瓶塞,按医嘱配置药液			
	检查输液器,加药及插输液器无污染			
核对患者、排液	用物摆放合理,正确核对患者			
	正确排液,未浪费药液			
	茂菲氏滴管中液面高度适宜			
	正确连接留置针,二次排液			
选择部位、消毒	患者体位舒适			
	正确选择穿刺部位,系止血带位置正确			
	消毒规范,消毒范围正确			
静脉穿刺	进针前再次核对			
	嘱患者握拳,排气,绷紧皮肤			
	持针手法,进针位置、角度、深度适宜			
	穿刺一次成功,"三松"			

续表

项目	技术要求	A	B	C
固定	零张力横向贴膜固定，标注姓名、日期、时间			
	延长管高举平台法 U 形固定，Y 口朝外			
	正确调节滴速			
	进针后再次核对			
操作后	整理用物，健康宣教			
	洗手、记录			
巡视	输液过程中巡视			
冲封管	脉冲式正压冲封管			
输液结束	确定输液结束，核对患者			
	正确拔针，有效按压			
	整理床单位、交待注意事项			
	处理用物，洗手记录			
评价	规定时间内完成操作			
	操作规范、熟练，遵守无菌原则			
	关爱患者，询问感受			
	医用垃圾和生活垃圾处理正确			
问题	相关知识提问一			
	相关知识提问二			

项目17 单人徒手心肺复苏

【案例】

患者,赵某,女,69岁,主诉牙痛,到医院口腔科检查,在检查的过程中,突然出现意识丧失,呼之不应,不能触及大动脉搏动。

【操作目的】

通过徒手心肺复苏(迅速有效的人工呼吸与胸外心脏按压),重建呼吸、循环,恢复重要脏器血液供应。减少死亡和各类并发症的发生。

【操作流程】(扫二维码学习)

单人徒手心肺复苏操作流程
及沟通语言

【操作注意事项】

1.就地抢救,以免因搬动而延误时机。为保证胸外心脏按压有效,将患者置于硬板上或平地上,必须争分夺秒地抢救。并立即启动紧急救护系统,马上实施心肺复苏。

2.胸外心脏按压部位要准确,力度合适,成人和儿童胸廓下陷至少5 cm,婴儿至少4 cm。防止胸骨及肋骨压折。按压姿势正确,应确保双臂肘关节伸直,同时将手指翘起,以身体重力垂直着力于掌根,按压点为胸骨中下1/3交界处,并保证每次按压后胸廓回弹,按压频率100~120次/min。为避免心脏按压时呕吐物进入气管,头可偏向一侧。

3.患者口腔有异物时,应先清除口腔异物,如有义齿应取出,以免义齿脱落坠入气管,再进行人工呼吸。在行人工呼吸时,以纱布单层或双层覆盖于患者口部,勿遮盖鼻部。在五个循环结束后,判断呼吸前移开纱布。

4.行人工呼吸时,保证持续吹气1秒以上。人工呼吸频率为10~12次/min,避免迅速而用力地进行人工呼吸造成过度通气或气体进入消化道。对躁动患者,应当固定好电极和导线,避免电极脱落及以导线打折缠绕。

5.注意每一个动作均要到位,包括呼救、判断和按压。

【临床思维分析】

本案例临床思维:患者出现牙痛,很多心肌梗死患者首发症状是牙痛,对这样的患者应警惕出现猝死的可能。当患者突然倒地，意识不清，应当判断患者心搏及呼吸是否存在，应在 5~10 s 内完成，迅速采取有效的心肺复苏(CPR)，为高级生命支持争取时间，帮助患者尽早恢复自主呼吸及循环，降低死亡率。

【临床常见问题思考】

1. 心肺复苏常见并发症有哪些？

2. 为年老骨质疏松患者进行心肺复苏时，怎样预防骨折？

3. 胸外心脏按压的有效指征有哪些？

【护考测一测】

A1/A2 型题

1. 怀疑患者颈椎脊髓损伤时，专业救护者打开患者气道应使用的方法是

A. 仰头提颏法

B. 举头抬颌法

C. 双下颌上提法

D. 头部前曲法

E. 仰头抬颈法

2. 心肺复苏时按压的中断时间为

A. 10 s 以内　　　　　　　　　B. 15 s 以内

C. 30 s 以内　　　　　　　　　D. 45 s 以内

E. 1 min 以内

3. 关于口对口人工呼吸的方法，下列哪项是**错误**的

A. 首先必须通畅气道

B. 吹气时不要按压胸廓

C. 吹气时捏紧患者鼻孔

D. 快速用力吹气

E. 频率为 10~12 次/min

A3/A4 型题(4~5 题共用题干)

4. 赵某，男，66 岁，出现呼吸、心跳停止，以下哪种情况**不需**进行心肺复苏技术

A. 溺水　　　　　　　　　　　B. 癌症晚期

C. 触电　　　　　　　　　　　D. 车肇事

E. 阿斯综合征

5. 该患者属于阿斯综合征，我们在心肺复苏时操作**错误**的是

A. 使用举头抬颌法打开患者气道时，不要用力按压颌下软组织，因为可能会堵塞气道

B. 怀疑患者有颈部损伤时，改用双下颌上提法

C. 判断意识时为避免出现错误，应重拍患者双肩并大声呼喊

D. 患者心电图显示有效波形说明复苏有效

E. 在按压过程中，注意头偏向一侧防止误吸

【评分标准】

单人徒手心肺复苏操作评分表

班级_____姓名_____学号_____监考老师_____得分_____

项目	技术要求	A	B	C
准备	操作者：着装规范			
	用物准备齐全，放置合理			
	周围环境安全			
操作过程	判断患者有无意识			
	判断患者有无自主呼吸			
	判断患者有无大动脉搏动			
	时间小于 10 s			
	呼救			
	记录时间			
	去枕，平卧硬板床或平整地面			
	头、颈、躯干在同一直线			
	解开衣领、腰带，暴露胸部			
	按压部位准确			
	按压深度 5~6 cm			
	按压频率 100~120 次/min			
	按压有效，操作者手臂垂直，手指翘起			
	判断颈椎有无损伤			
	清除口腔内异物及活动性义齿			
	开放气道正确			
	吹气时胸廓抬起			
	吹气结束，观察胸廓起伏			
	人工呼吸手法正确			
	判断复苏效果			
	整理患者及物品，注意保暖			
	心理支持			
	核对、洗手、记录复苏成功时间及情况			

续表

项目	技术要求	A	B	C
评价	规定时间内完成操作			
	操作规范、熟练			
	关爱患者,沟通技巧佳,询问患者感受			
	医用垃圾和生活垃圾处理正确			
问题	相关知识提问一			
	相关知识提问二			

项目 18　压力性损伤预防护理方法

【案例】

患者，王某，女，71 岁。既往高血压病史 17 年，3 天前突发右侧肢体活动障碍、言语不清，被家人紧急送入医院，临床诊断为"脑出血"。晨起护士交接班，T 36.5 ℃、P 65 次/min、R 13 次/min、BP 170/100 mmHg，双侧瞳孔 2mm，等大等圆，右侧鼻唇沟浅，右侧肢体偏瘫。护士给予压力性损伤预防护理。

【操作目的】

1. 促进皮肤的血液循环，避免局部组织长期受压，预防压力性损伤的发生。
2. 动态评估皮肤的受压和破损情况，为压力性损伤的预防提供依据。
3. 帮助家属掌握预防压力性损伤的相关知识和技能。

【操作流程】（扫二维码学习）

压力性损伤预防护理操作
流程及沟通语言

【操作注意事项】

1. 操作时要用屏风遮挡，尽量减少暴露，注意保暖，防止受凉，保护患者的自尊与隐私。
2. 全程注意随时观察患者的生命体征及全身状况，出现异常应立即停止操作，及时通知医生。
3. 按摩手法正确、力度适中。全身按摩时力度应足够刺激肌肉组织，同时能保持皮肤完整性。局部按摩时应由轻到重、再由重到轻，并根据患者主诉随时调整。
4. 护士在操作时应正确运用人体力学，注意节时省力。

【临床思维分析】

本案例临床思维：患者 71 岁，属于高龄，肢体活动障碍，已经具备发生压力性损伤的危险因素，属于压力性损伤发生的高危人群，所以要加强对患者家属的健康指导，如支持2 h 翻身一次的知识储备和能力、加强营养的能力。患者目前右侧肢体偏瘫，护士进行操作时患者应采取左侧卧位，以保证患者安全。患者肢体活动障碍、言语障碍，要特别关注患者的心理状态，多巡视，给予其精神支持和心理安慰，防躁动。此外，护士还应该动态观察患者的皮肤状况、是否发生大小便失禁等，实现压力性损伤预防的动态监测。

【临床常见问题思考】

1. 发生压力性损伤的高危人群包括哪些？

2. 压力性损伤发生的危险因素有哪些？

3. 预防压力性损伤，护士需做到哪"六勤"？

【护考测一测】

1. 压力性损伤形成最主要的原因

A. 营养不良

B. 年龄增长

C. 理化因素

D. 局部组织长期受压

E. 局部潮湿

2. 患者，女，76 岁。因脊髓损伤收入院，不能下床活动。请你判断，若患者长期处于仰卧位时，压力性损伤最容易发生在

A. 肩胛部   B. 枕后

C. 骶尾部   D. 足跟部

E. 肘部

3. 患者，男，86 岁。跌倒后股骨头骨折卧床在家，社区护士上门做访视时发现其骶尾部皮肤发红、变薄，触摸有硬结，且有 2 个米粒大小的水疱，患者自述有疼痛感。请你判断，该患者压力性损伤属于

A. 1 期   B. 2 期

C. 3 期   D. 4 期

E. 可疑深组织损伤期

【评分标准】

压力性损伤预防护理操作评分表

班级＿＿＿＿＿ 姓名＿＿＿＿＿ 学号＿＿＿＿＿ 监考老师＿＿＿＿＿ 得分＿＿＿＿＿

项目	技术要求	A	B	C
准备	护士准备：着装整齐，修剪指甲，洗手，戴口罩			
	患者准备：配合操作			
	物品准备：齐全、完好			
	环境准备：关闭门窗，拉好窗帘，符合操作要求			

续表

项目	技术要求	A	B	C
核对、解释	核对患者方法正确			
	解释操作目的、方法、配合要点			
实施操作	关好门窗，拉紧窗帘			
	让家属酌情守候床旁或暂离病房			
	协助翻身与脱衣手法正确			
	观察皮肤结果正确			
	对于观察到的皮肤结果作出正确应对			
	擦洗背部手法正确			
	擦洗背部的顺序正确			
	擦洗背部时注意患者感受并进行调整			
	按摩皮肤位置准确			
	不同部位皮肤按摩手法正确			
	注意按摩不同部位的时间把控			
	清理床铺，保持床铺整洁干燥			
	协助患者取舒适卧位，保护骨隆突			
操作后	把呼叫器放在患者床旁，说明有需要随时按铃呼叫			
	正确区分垃圾			
	引导患者及家属积极配合各项护理操作			
	指导患者定时翻身，教会家属协助翻身的方法			
	指导功能障碍患者尽早开始功能锻炼，加强营养			
	洗手记录			
评价	规定时间内完成操作			
	操作规范、熟练			
	关爱患者，询问感受，全程体现人文关怀			
	医用垃圾和生活垃圾处理正确			
问题	相关知识提问一			
	相关知识提问二			

第四章

健康评估

　　健康评估是指有计划地收集评估对象的健康资料，并对这些资料进行判断的过程。

　　健康评估的主要目的是运用理论知识和实践技能正确地评估患者的健康状况，确立患者的健康问题，为患者制订正确的护理措施和解决患者的健康问题提供保证。本章节分为三个部分，分别是问诊、护理体格检查和心电图描记。问诊是健康评估的第一步，通过详细了解患者的主诉、既往史、家族史和生活习惯等方面的信息，护理人员可以初步判断患者的健康状态及存在的健康问题。护理体格检查是通过视诊、触诊等方法，直接获取患者全身状态情况，验证问诊中获得的有临床意义的症状，发现患者体征，为护理诊断提供客观依据。心电图描记的主要目的是通过记录心脏电活动来评估心脏功能，辅助临床诊断。

项目 1　问诊

【案例】

　　患者，李某，女性，68 岁，慢性阻塞性肺疾病 8 年，近 1 个月，咳嗽、咳痰、呼吸困难症状加重，来医院就诊。

【目的】

　　1.获得患者健康相关资料，了解疾病的发生、发展、诊治和护理经过，既往健康状况、病史。

　　2.为选择辅助检查提供依据。

　　3.与患者建立积极的治疗性关系。

【操作流程】（扫二维码学习）

问诊操作流程及沟通语言

【操作注意事项】

1.问诊应循序渐进，逐渐展开。先选择一般性易于回答的问题，逐步深入了解。

2.采取适当的提问形式：问诊过程中，应根据具体情况采取适当的提问形式。

（1）开放式问题：提问没有可供选择的答案，可以使问诊对象对有关问题进行更详细的描述，如"发热后，你是如何处理的？"。

（2）闭合式问题：可以用简单的一两个词，或"是""否"就能回答的问题，如"您的年龄？""您吸烟吗？"等。

3.避免使用医学术语：应使用问诊对象能够理解的、熟悉的词汇进行询问与交流，避免使用医学术语，否则容易造成误解或交谈的中断。

4.采取接受和尊重的态度：要做到举止端庄，态度和蔼，对患者始终保持关切的态度，对其遭遇表示理解、认可和同情。切不可用责备语气问问题。在问诊过程中，可对患者进行恰当的肯定、赞扬和鼓励等，自然地调节患者的心理和情绪，使患者受到启发鼓舞，积极提供信息。

5.切入和重回主题：在问诊过程中，遇到患者抓不住重点、离题或试图避免谈及某项问题等情况时，如果断然中断谈话或改变话题，会令对方不舒服甚至产生敌对情绪而破坏问诊的气氛。此时，应运用相应技巧帮助对方回到原来的主题，并就重点问题展开描述。如"我很愿意在稍后的时间与你讨论这些问题，现在我们再来谈谈你当时呼吸困难的情况，好吗？"。

6.非语言性沟通技巧：在问诊过程中，除要掌握语言性沟通技巧外，还应善于运用非语言性沟通技巧，如与问诊对象保持合适的距离、目光的接触、微笑与点头、必要的手势、触摸、沉默及倾听等。

7.及时核实信息：为确保获得资料的准确性，在问诊过程中必须对含糊不清、存有疑问或矛盾的内容进行核实。常用的核实方法有：

（1）澄清：要求问诊对象对模棱两可或模糊不清的内容作进一步的解释说明。

（2）复述：以不同的表述方式重复问诊对象所说的内容。

（3）反问：以询问的口气重复问诊对象所说的话，不仅可避免加入自己的观点，还可鼓励问诊对象提供更多的信息。

（4）质疑：用于患者所说的与你所观察到或其前后所说的内容不一致时。

（5）解析：对患者所提供的信息进行分析和推论，并与患者交流。

8.问诊结束时，应有所暗示或提示：如看看表或对问诊内容做出结语等，切忌突然结束话题，可告知患者下一步的护理计划以及患者需要做的准备等。

【临床思维分析】

本案例临床思维：患者为老年女性，问诊时应注意用简单清晰、通俗易懂的一般性问题提问，可减慢语速，提高音量，让患者有足够时间思索、回忆，必要时作适当的重复。患者有慢性阻塞性肺疾病史 8 年，对于慢性病患者，问诊时应注意询问其自我管理行为及疾病控制情况。患者存在呼吸困难的症状，问诊时应注意观察患者状态，若患者在问诊时呼吸困难加重，应立即停止问诊，可分次问诊，避免患者劳累。

【临床常见问题思考】

1. 如何更好地问诊老年人？
2. 遇到病情危重者，如何问诊？
3. 记录主诉的注意事项。

【护考测一测】

A1/A2 型题

1. 下列哪项属于既往史的内容
A. 发病时间
B. 预防注射
C. 血吸虫疫水接触史
D. 病因与诱因
E. 工业毒物接触史

2. 下列哪项描述是诱问或逼问
A. 您哪里疼痛？
B. 您感觉哪儿不舒服？
C. 您什么时候开始病的？
D. 多在什么情况下发病的？
E. 您上腹痛时向右肩放射吗？

3. 下列哪项属于现病史的内容
A. 生育史
B. 习惯与嗜好
C. 本次发病到就诊的时间
D. 曾患过的疾病
E. 职业及工作条件

4. 问诊时应避免下列哪项
A. 一般由主诉开始
B. 先由简易问题开始
C. 先进行过渡性交流
D. 态度要诚恳友善
E. 使用特定意义的医学术语

5. 问诊时，下列哪句话**不合适**
A. 您病了多久？
B. 您什么情况下疼痛加重？
C. 您的大便发黑吗？
D. 您感到哪里不舒服？
E. 您病后用过什么药物治疗？

【评分标准】

问诊操作评分表

班级_____姓名_____学号_____监考老师_____得分_____

项目	技术要求	A	B	C
准备	仪表：着装规范			
	护士准备提纲			
	用物准备：齐全、完好			
	环境准备：符合操作要求			
核对、解释	核对患者方法正确			
	解释操作目的			
评估	采取舒适体位			
	评估患者病情、意识、治疗情况			
实施操作	自我介绍得当			
	尊重患者、友好交谈			
	收集基本资料完整			
	收集现病史完整			
	收集日常生活状况完整			
	收集既往史完整			
	收集个人史完整			
	收集家族史完整			
	收集心理社会状况完整			
	结束问诊得当			
	整个过程避免使用医学用语，循序渐进			
	健康宣教符合患者实际情况			
	记录			
评价	规定时间内完成操作			
	操作规范、熟练			
	关爱患者，询问感受			
问题	相关知识提问一			
	相关知识提问二			

项目 2　护理体格检查

【案例】

患者，男性，65岁，患糖尿病10年，因近期血糖控制不佳入院。已通过问诊详细了解健康史，现需要进行体格检查。

【操作目的】

1. 客观获得和评估患者身体状况。
2. 验证问诊中获得的有临床意义的症状，发现患者体征。
3. 为护理诊断提供客观依据。

【操作流程】(扫二维码学习)

护理体格检查操作流程及沟通语言

【操作注意事项】

1. 检查环境安静、舒适和具有私密性，室温适宜，最好以自然光线为照明。
2. 护士衣着整洁，举止端庄，态度和蔼。
3. 检查前先向患者说明自己的身份、检查的目的与要求，以取得患者的合作，同时尽可能当着患者的面洗净双手。
4. 护士站于患者右侧，充分暴露患者的受检部位，按一定的顺序，动作轻柔、准确、规范，检查内容完整而有重点。
5. 检查过程中手脑并用，边检查边思考。
6. 检查结束后应就检查结果向患者作必要的解释和说明。
7. 根据病情变化，随时复查以发现新的体征，不断补充和修正检查结果，调整和完善护理诊断与相应的护理措施。
8. 始终保持对患者的尊重与关爱。

【临床思维分析】

本案例临床思维：患者为老年男性，在体格检查过程中应注意患者感受，患者体力是否能支撑完成全部体格检查内容，可分次进行体格检查。着重注意患者的营养状态、意识状态、步态，给予相应的健康宣教。老年人皮肤弹性较差，在触诊时，动作应更加轻柔、缓慢。患者为糖尿病,为慢性消耗性疾病,在检查面容时,注意患者是否出现慢性病容。

【临床常见问题思考】

1. 触诊法分为浅部触诊法与深部触诊法,区别是什么?

2. 成人发育正常的指标有什么?

3. 正常浅表淋巴结的特点有什么?

【护考测一测】

A1/A2 型题

1. 视诊的概念是

A. 以视觉来观察患者全身或局部表现的一种诊断方法

B. 通过观察病情变化和检查结果来分析病情的方法

C. 通过查看心电图、胸片、CT 等检查了解病情的方法

D. 通过查看病历资料了解患者病情的一种方法

E. 通过查看患者周围环境了解患者病情的一种方法

2. 全身视诊的主要内容是观察

A. 发育、营养、表情、体位、姿态等

B. 心尖搏动、心界大小、心率快慢、心影位置等

C. 体温、脉搏、呼吸、血压、体位等

D. 病灶的大小、活动度、质地、有无压痛等

E. 病历资料

3. 浅部触诊法常用的触及深度为

A. 0.5 cm 左右　　　　　　　　B. 1 cm 左右

C. 3 cm 左右　　　　　　　　　D. 5 cm 左右

E. 7 cm 左右

A3/A4 型题(4~5 题共用题干)

李某,男,45 岁,来医院体检,体检部分结果为:身高 173 cm,体重 55 kg。

4. 根据体质指数衡量,李某为

A. 正常　　　　　　　　　　　B. 超重

C. 肥胖　　　　　　　　　　　D. 消瘦

E. 明显消瘦

5. 为李某测量皮褶厚度,应选取的部位为

A. 肩峰至尺骨鹰嘴连线中点处

B. 肩峰至尺骨鹰嘴连线中点的上方 1 cm 处

C. 肩峰至尺骨鹰嘴连线中点的上方 2 cm 处

D. 肚脐周围

E. 肘横纹处

【评分标准】

护理体格检查操作评分表

班级_____姓名_____学号_____监考老师_____得分_____

项目	技术要求	A	B	C
准备	仪表：着装规范、佩戴手表			
	护士按要求洗手			
	用物准备：齐全、完好			
	环境准备：符合操作要求			
核对、解释	核对患者方法正确			
	解释操作目的			
评估	采取舒适体位			
	评估有无影响测量结果因素			
	评估患者被测量部位皮肤情况			
实施操作	记录患者性别、年龄、生命体征正确			
	记录患者发育体型、营养状态、意识状态正确			
	记录患者面容与表情、体位、步态正确			
	记录患者皮肤颜色、湿度、温度正确			
	检查患者皮肤弹性位置正确			
	检查患者皮肤是否水肿方法、位置正确			
	记录患者皮肤弹性、水肿、皮肤损害正确			
	检查浅表淋巴结触诊手法正确			
	检查浅表淋巴结位置正确			
	记录浅表淋巴结正确			
操作后	整理用物			
	健康宣教			
	记录			
评价	规定时间内完成操作			
	操作规范、熟练			
	关爱患者，询问感受			
	医用垃圾和生活垃圾处理正确			
问题	相关知识提问一			
	相关知识提问二			

项目 3　心电图描记

【案例】

患者，张某，男性，55 岁，高血压史 6 年。主诉：胸闷 1 h。入院检查：T 36.7 ℃，P 115 次/min，R 26 次/min，BP 142/88 mmHg。患者神志清楚，气促，精神紧张 ，口唇稍发绀。医嘱：心电图检查。

【操作目的】

1. 记录心脏的电活动变化，反映心脏的情况。

2. 辅助临床诊断。

【操作流程】(扫二维码学习)

心电图描记操作流程及沟通语言

【操作注意事项】

1. 记录心电图前，患者不应剧烈运动、饱餐、饮茶、喝酒、吃冷饮或吸烟。

2. 放置导联电极片时，应避开伤口、瘢痕的部位。

3. 高质量心电图要求基线稳定、波形清晰、无伪差。伪差是指除心脏电激动因素外引起的心电图改变。产生伪差的常见原因有：①周围环境有交流电用电设备或仪器；②肌肉震颤；③在描记心电图时，患者移动身体或呼吸不平稳；④导联线连接错误、松脱或断离；⑤电极板生锈、不清洁或皮肤准备不当，导致电极板与皮肤接触不良；⑥心电图仪器陈旧老化。

4. 如见有急性下壁心肌梗死图形，必要时加做右胸导联($V_3R\sim V_5R$)及 $V_7\sim V_9$ 导联。

5. 分析心电图时，需结合患者的症状、体征、曾经用过的药物、实验室检查结果及临床诊断，以便作出准确的心电图诊断。

6. 操作过程中注意保暖及保护患者隐私，可用屏风或围帘遮挡。

【临床思维分析】

本案例临床思维：患者脉搏、呼吸快速，血压偏高，精神紧张，在为患者做心电图时，一定要避免因肌肉紧张造成伪差，需对患者进行健康教育，耐心讲解注意事项，待患者肌肉放松后再进行检查。患者为老年男性，要嘱咐家人陪伴，患者起床和躺下时一定要缓慢，心电图严重异常时要及时将患者护送到相关的科室进行治疗。

【临床常见问题思考】

1. 如何避免伪差？

2. 如果患者的皮肤过于干燥，应该怎么办？

3. 为什么做心电图前要取下患者的手表、首饰等金属物品？

【护考测一测】

A1/A2 型题

1. 肢体导联电极连接方法，以下哪项正确

A. 红色接右手、黄色接左手、黑色接右脚、绿色接左脚

B. 红色接左手、黄色接右手、黑色接右脚、绿色接左脚

C. 红色接右手、黄色接左手、黑色与绿色一起接左脚

D. 红色接左手、黄色接右手、黑色与绿色一起接左脚

E. 红色接左手、黄色接右手、黑色与绿色一起接右脚

2. 关于心电图的价值，下列哪项**不正确**

A. 能确诊心律失常

B. 能诊断心肌梗死

C. 辅助诊断房室肥大

D. 辅助诊断电解质紊乱

E. 能反映心功能状态

3. 关于心前区导联电极的安放，V_1 安放的正确的位置是

A. 胸骨右缘第 4 肋间

B. 胸骨左缘第 4 肋间

C. V_2 与 V_4 连线中点

D. 左平 V_4 水平腋中线处

E. 左平 V_4 水平腋前线处

4. 下列什么行为不会影响心电图的结果

A. 饮热水　　　　　　　　　B. 饮冰水

C. 饱餐　　　　　　　　　　D. 喝浓茶

E. 测血压

5. 肢体导联电极片放置的正确位置是

A. 患者两手腕屈侧腕关节上方 7 cm 处及两内踝上部约 3 cm 处

B. 患者两手腕屈侧腕关节上方 3 cm 处及两内踝上部约 7 cm 处

C. 患者两手腕屈侧腕关节上方 7 cm 处及两内踝上部约 7 cm 处

D. 患者两手腕屈侧腕关节上方 3 cm 处及两内踝上部约 3 cm 处

E. 患者两手腕屈侧腕关节上方及两内踝上部任意位置

【评分标准】

心电图描记操作评分表

班级_____姓名_____学号_____监考老师_____得分_____

项目	技术要求	A	B	C
准备	仪表：着装规范			
	护士按要求洗手			
	用物准备：齐全、完好			
	环境准备：符合操作要求			
核对、解释	核对患者方法正确			
	解释操作目的			
评估	采取平卧位			
	评估有无影响结果因素			
	评估患者放置电极部位皮肤情况			
实施操作	打开心电图机，调节走速为 25 mm/s，定准电压为 1 mV			
	在患者两手腕屈侧腕关节上方 3 cm 处及两内踝上部约 7 cm 处涂抹导电胶			
	肢体导联放置电极颜色正确			
	胸导联放置电极位置正确			
	胸导联放置电极对应颜色正确			
	基线平稳后开始描记心电图			
	各导联记录 3~5 个心室波			
	操作过程中注意观察患者的反应			
	测量结果正确			
操作后	整理用物			
	记录			
评价	规定时间内完成操作			
	操作规范、熟练			
	关爱患者，保护隐私，询问感受			
	医用垃圾和生活垃圾处理正确			
问题	相关知识提问一			
	相关知识提问二			

第五章

职业防护

护理操作，职业防护之精髓，临床前线之盾牌。职业防护中的护理操作在临床工作中起着至关重要的作用。必须确保护士在接触病原体或有害物质时能够得到有效防护。正确的穿脱过程不仅能保护穿戴者的健康安全，也有助于预防疾病传播和污染环境。本章详述操作流程，指引您安全无虞，守护健康。

项目1　穿脱隔离衣

【案例】

牛先生，50岁，近1周来自觉乏力、食欲下降，间断咳白色黏痰，伴有午后低热、夜间盗汗。入院检查：面色苍白，呼吸急促，肺部可闻及细湿啰音。胸部X线检查示：两侧肺野密布粟粒状阴影。诊断：肺结核。遵医嘱进病室巡视患者。

【操作目的】

保护医务人员避免受到血液、体液和其他感染性物质污染，或用于保护患者，避免其感染。

【操作流程】（扫二维码学习）

穿脱隔离衣操作流程

【操作注意事项】

1.穿隔离衣前应准备好操作中所需物品。

2.隔离衣只能在规定区域内穿脱，长度要合适，须全部遮盖工作服，如有破损、潮湿不可使用。

3.穿好隔离衣后,只限在规定区域内活动,双臂保持在腰部以上,视线范围内,不得进入清洁区。

4.系领口时,勿使衣袖触及面部、衣领和清洁面等,始终保持衣领清洁。

5.洗手时,不能沾湿隔离衣,隔离衣也不可接触其他任何物品。

6.隔离衣每日更换,如有污染立即更换,接触不同病种患者应更换隔离衣。

7.隔离衣若挂在半污染区,清洁面向外;若挂在污染区,污染面向外。如为一次性隔离衣,脱后直接放入医疗废物垃圾桶。

【临床思维分析】

本案例临床思维:患者诊断为肺结核,应采取经空气传播的隔离措施。在巡视患者时应戴帽子、医用防护口罩、穿隔离衣、戴手套进入病室。

【临床常见问题思考】

1.护士穿隔离衣时,手何时开始不可接触隔离衣的清洁部位?

2.患者张女士,23岁,诊断为流行性腮腺炎。护士为患者实施操作后,脱下后挂在内走廊的隔离衣应如何处理?

【护考测一测】

A1题

1.患者,女性,23岁。诊断为"甲型肝炎"收住入院。护士护理患者时穿的隔离衣,被视为清洁部位的是

A.衣领　　　　　　　　　　B.袖口

C.腰部以上　　　　　　　　D.腰部以下

E.胸部以上

2.穿脱隔离衣的操作步骤正确的是

A.双手伸入袖内后扣袖扣

B.扣好领口的扣,接着系腰带

C.将腰带交叉在背后打结

D.消毒手后先解开领口的扣

E.腰带打结无须打活结

3.护士接触患者后脱下隔离衣的正确步骤是

A.消毒手,解袖扣,解领扣,脱衣袖,解腰带,脱去隔离衣

B.解袖扣,消毒手,解领扣,脱衣袖,解腰带,脱去隔离衣

C.解袖扣,消毒手,解领扣,解腰带,脱衣袖,脱去隔离衣

D.消毒手,解袖扣,解腰带,解领扣,脱衣袖,脱去隔离衣

E.解腰带,解袖扣,消毒手,解领扣,脱衣袖,脱去隔离衣

【评分标准】

穿脱隔离衣操作评分表

班级_____ 姓名_____ 学号_____ 监考老师_____ 得分_____

项目	技术要求	A	B	C
准备	仪表：着装规范			
	护士按要求洗手			
	用物准备：齐全、完好			
	环境准备：符合操作要求			
核对	核对方法正确			
评估	评估隔离种类及措施，穿隔离衣的环境			
	评估患者的病情			
	检查隔离衣的完整性			
实施操作	洗手、戴口罩			
	卷袖过肘			
	取下隔离衣方法正确			
	折衣领方法正确，手部无污染			
	系领扣方法正确			
	系袖扣方法正确			
	隔离后背对齐、折叠符合要求			
	系腰带、打结方法正确			
	松开腰带、打结方法正确			
	解开袖扣，衣袖塞入工作服袖内，方法正确无污染			
	消毒双手方法正确			
	解开领扣方法正确			
	拉下衣袖方法正确			
	隔离衣清洁面按区域处理正确			
操作后	整理用物			
	洗手			
评价	规定时间内完成操作			
	隔离观念清晰，操作过程无污染			
	严重违反隔离技术操作原则者为不及格			
问题	相关知识提问一			
	相关知识提问二			

项目2　穿脱防护服

【案例】

患者，李某，男性，45岁，普通民工，近日受凉后出现发热，伴咳嗽咳痰3天，主诉呼吸困难2天。门诊胸片结果显示：双侧多叶发生改变，出现支气管充气征。诊断：疑似新型冠状病毒感染，收入院治疗。接触患者之前，护士按要求穿防护服。

【操作目的】

保护患者和医务人员安全，避免发生交叉感染。

【操作流程】（扫二维码学习）

穿脱防护服操作流程

【操作注意事项】

1.严格执行手卫生消毒。在脱防护服的过程中，每进行一步都要及时用消毒液消毒双手。

2.除手卫生外，穿脱防护服整个过程中，每一个动作都要规范且轻柔，避免过度抖动。如果多人同时脱卸防护服，大家的脱卸动作应当保持一致，并要间隔2 m以上距离。

3.防护服穿好后，要检查口罩气密性。确保密封良好，避免发生感染。

4.在脱防护服过程中由上往下边脱边卷防护服成包裹状，污染面向里，注意不能触及防护服外面及内层工作服。

5.正确进行垃圾分类、处理。

【临床思维分析】

本案例临床思维：新型冠状病毒感染属于乙类传染病按乙类处理，主要通过呼吸道飞沫传播和接触传播，护士在接触患者之前穿戴防护服可以阻止各类可能携带传染性病原体的分泌物、排泄物等接触，从而保护患者和医务人员安全，以免发生交叉感染。患者有发热、咳嗽、呼吸困难表现。护士需密切观察病情，发热者可利用物理或药物降温方式，帮助患者控制体温，及时补充水分，在降温的过程中密切观察患者水、电解质，防止发生水、电解质及酸碱平衡紊乱的发生；针对呼吸困难，需对其实施吸氧治疗，以帮助其保持血氧饱和度正常，避免出现缺氧情况。

【临床常见问题思考】

1. 护士穿着防护服为患者进行护理操作过程中发现外层手套破损,应如何处理?
2. 护士操作过程中若发生针刺伤,应如何处理?
3. 护士操作过程中应如何防范口罩或护目镜脱落?

【护考测一测】

A1/A2 型题

1. 护士的标准预防措施**不包括**

A. 洗手　　　　　　　　　　　B. 戴手套

C. 穿防护服　　　　　　　　　D. 戴口罩

E. 进行免疫接种

2. 穿脱隔离衣时,以下哪项**错误**

A. 戴无菌手套时如发现破损,应立即更换

B. 穿防护服时,注意防护服帽子需盖住里面医用帽子

C. 脱口罩时应由后向前摘除

D. 摘护目镜时应避免接触面部及眼睛

E. 脱防护服时应保持污染面始终向外

3. 关于检查口罩气密性,以下说法**错误**的是

A. 佩戴前检查口罩外包装是否完好

B. 佩戴前检查口罩有效期

C. 打开口罩后应检查口罩有无破损、系带越松越好

D. 佩戴时应一手托住口罩,另一手进行佩戴

E. 检查口罩气密性,如发现有鼓起或塌陷可正常使用

A3/A4 型题(4~5 题共用题干)

护士小李正准备为一结核病患者处理医疗用物。

4. 小李在接触患者前做法正确的是

A. 手部无明显污染时不用洗手

B. 在流动水下洗手

C. 用肥皂水洗手

D. 用肥皂水洗手后,再在流动水下洗手

E. 用速干手消毒剂消毒双手

5. 如发现手套破损,以下处理方法正确的是

A. 立即更换

B. 用无菌纱布将破损处包好

C. 用胶布粘贴

D. 再加戴另一副手套

E. 不做处理,继续进行操作

【评分标准】

穿脱防护服操作评分表

班级＿＿＿＿＿　姓名＿＿＿＿＿　学号＿＿＿＿＿　监考老师＿＿＿＿＿　得分＿＿＿＿＿

项目	技术要求	A	B	C
准备	仪表：着装规范			
	护士按要求洗手、戴口罩			
	用物准备：齐全、完好			
	环境准备：符合操作要求			
穿防护服	洗手，时间大约 15s，操作正确			
	戴医用口罩，佩戴方式、检查方法正确			
	配戴一次性帽子，方法正确			
	戴内层手套，方法正确			
	穿内层鞋套			
	穿防护服，穿戴方式正确			
	戴面屏/护目镜，方式正确			
	戴无菌手套，佩戴方法正确			
	检查			
脱防护服	洗手			
	摘面屏/护目镜方法正确			
	洗手			
	脱防护服及外层手套，脱卸方法、手法正确			
	洗手			
	脱内层鞋套、手套			
	洗手			
	脱帽子			
	洗手			
	脱口罩			
	洗手，正确佩戴医用手套			
操作后	整理用物			
评价	规定时间内完成操作			
	操作规范、熟练，遵守无菌原则			
	医用垃圾和生活垃圾处理正确			
问题	相关知识提问一			
	相关知识提问二			

第六章

呼吸系统疾病常见操作

呼吸系统疾病是影响人们健康的重要疾病类型。呼吸系统主要负责气体交换，常见疾病有哮喘、肺炎、慢性支气管炎等。这些疾病常表现为咳嗽、咳痰、呼吸困难等临床症状，且易发于儿童、老人及免疫力低下者，具有明显的季节性特点。环境污染、职业暴露、吸烟等不良生活方式均会加剧呼吸系统疾病的发展。为预防与控制感染，我们应加强锻炼，提高身体素质，注意保暖、避免受凉。了解并关注呼吸系统健康对于每个人及其家人朋友都至关重要，这不仅能减少疾病的发生，还能提高我们的生活质量。总之，呼吸科常见护理操作在保障患者生命安全、提高生活质量方面具有重要意义。医护人员应熟练掌握这些操作技巧，并根据患者的具体情况进行个性化护理，以最大程度地满足患者的需求。

项目 1　呼吸功能训练法

【案例】

患者，张某，男，80 岁，退休干部。因反复咳嗽、咳痰 30 余年，活动后气促 10 余年，进行性加重 1 个月就诊。患者 20 年前无明显诱因出现咳嗽、咳痰，痰液呈白色黏稠状，量少，自行口服"消炎药"可缓解。10 年前咳嗽、咳痰逐渐加重，活动逐渐受限，1 个月前因感冒后症状加重，痰液不易咳出就诊。查体：神志清，口唇轻度发绀，桶状胸，双肺语颤音减弱，叩诊过清音。诊断为 COPD 急性加重期Ⅲ级。遵医嘱予常规治疗后，感染逐渐控制，同时需给予呼吸功能训练的指导。

【操作目的】

1. 改善肺换气功能，增加肺组织弹性。
2. 维持并增加胸廓的活动度。
3. 强化呼吸肌功能，改善呼吸的协调性，促进有效咳嗽。
4. 缓解胸部紧张，增强患者体质。

【操作流程】（扫二维码学习）

呼吸功能训练法操作流程
及沟通语言

【操作注意事项】

1. 尽量选择在安静的环境中进行训练。

2. 指导患者穿着宽松、轻便、舒适的衣物。

3. 指导前需对患者的日常呼吸方式进行观察和评估。对于存在呼吸困难的患者，应考虑辅助呼吸法或氧气吸入，维持呼吸通畅。

4. 不要让患者用力地呼吸，呼吸时应尽可能地放松，避免气道痉挛的发生。

5. 初期训练时，以患者能够适应的呼吸状态、节律为宜，避免长呼气引发呼吸急促。

6. 训练时可借助姿势镜进行视觉反馈及自我训练。

7. 进行站立位、平地步行、上下台阶、陡坡训练时，需充分评估患者的体能和肌力状态，避免发生摔倒等意外。

8. 叩击背部时，顺序由下至上，由外至内，避开乳房、心脏、脊柱、骨隆突处。

9. 存在明显的呼吸困难、高热、近期有脊柱损伤、肋骨骨折、严重的骨质疏松、严重的心脏病、高血压等疾病的患者严禁使用胸部叩击排痰法。

【临床思维分析】

本案例临床思维：患者有多年的慢性阻塞性肺疾病史，因呼吸道感染而病情加重，出现呼吸急促、痰多、咳嗽等症状。遵医嘱在进行常规的抗感染、镇咳、化痰的治疗之外，需加强对于呼吸功能训练的指导，呼吸功能训练有助于增强呼吸肌（主要是膈肌）的肌力和耐力，从而减轻呼吸困难、提高机体活动的能力、预防呼吸肌疲劳，延缓和防治呼吸衰竭的发生，改善患者的生活质量。同时，患者年龄较大，在进行呼吸功能训练指导时，应充分考虑患者四肢的活动情况，可考虑以仰卧位或坐位的训练为主，初期不采取或少量行站立位、平地行走和上下坡的训练，以患者能够耐受的活动量为宜，充分休息。若进行站立位等训练，需摆放围栏、凳子等充分保护患者，避免跌倒等意外。

【临床常见问题思考】

1. 呼吸功能训练的适应证和禁忌证分别是什么？

2. 当进行人工叩击拍背，鼓励患者咳嗽排痰时，患者的咳嗽反应弱怎么办？

【护考测一测】

A1/A2 型题

1.缩唇呼吸的吸气与呼气比应为

A. 1：1   B. 1：2

C. 1：3~1：4   D. 2：1

E. 3：2

2.叩背的正确手法是

A. 五指握拳,用力叩打

B. 五指并拢,稍向内合拳,由上至下,由外向内轻拍

C. 五指并拢,稍向内合拳,由下至上,由外向内轻拍

D. 五指并拢,稍向内合拳,由下至上,由内向外轻拍

E. 五指并拢,稍向内合拳,由上至下,由内向外轻拍

3.【多选】以下不可进行叩背排痰的是

A. 大叶性肺炎

B. 慢性支气管炎

C. 多发性肋骨骨折

D. 主动脉夹层动脉瘤

E. 肺栓塞

4.患者张某,67 岁,因呼吸道感染而主诉痰多,黏稠,不易咳出,以下有关保持呼吸道通畅的措施**不包括**

A. 翻身叩背,协助排痰

B. 定时吸痰

C. 超声雾化吸入

D. 加强给氧

E. 体位引流

5.护士在对患者进行腹式呼吸指导时,以下动作中,需予以纠正的是

A. 吸气时腹部用力挺出

B. 呼气时腹部尽力收缩

C. 取立位,体弱者可平卧

D. 鼻吸口呼

E. 深吸慢呼

【评分标准】

呼吸功能训练操作评分表

班级_____ 姓名_____ 学号_____ 监考老师_____ 得分_____

项目	技术要求	A	B	C
准备	仪表：着装规范、佩戴护士表			
	护士按要求洗手			
	用物准备：齐全、完好			
	环境准备：符合操作要求			
核对、解释	核对患者方法正确			
	告知呼吸功能训练的目的、注意事项和配合方法			
	评估患者的病情、意识状态和合作程度			
	评估患者有无呼吸困难，呼吸频率、节律、深度			
	听呼吸音，评估患者肺功能结果			
实施操作（缩唇呼吸）	询问患者情况，协助患者取舒适体位			
	嘱用鼻吸气，呼吸时缩唇，缓慢呼气，同时腹部缓慢回缩			
	嘱患者吸气与呼气的时间比为 1：2~1：3			
	缩唇呼吸呼气流量：以距口唇 15~20 cm 处，蜡烛不熄灭为宜			
	缩唇呼吸训练频率以每日 3~4 次，每次 8~10 组训练为宜			
实施操作（腹式呼吸训练）	患者取合适体位（立位、平卧位、半卧位），全身肌肉放松			
	嘱患者一只手放置于前胸，一只手放于上腹部，感受呼吸			
	嘱患者经鼻缓慢吸气，腹肌松弛，手感觉到腹部向上抬起			
	经口缓慢呼气时，腹肌收缩，手感觉到腹部下降			
	嘱患者吸气与呼气的时间比为 1：2~1：3			
	腹式呼吸训练频率以每日 3~4 次，每次重复 8~10 组为宜			
实施操作（叩背排痰）	协助患者取侧卧位或坐位			
	叩击方法正确			
	叩击时鼓励患者有效咳嗽			
	操作中密切观察患者病情、生命体征的变化			
	排痰后再次进行肺部听诊			
	协助患者进行漱口			
	记录痰液的颜色、量、性状			

续表

项目	技术要求	A	B	C
操作后	协助患者取舒适体位,保持床单位整洁			
	整理用物、洗手、记录			
	健康宣教			
	记录			
评价	规定时间内完成操作			
	操作规范、熟练			
	关爱患者,询问感受			
问题	相关知识提问一			
	相关知识提问二			

项目2 雾化吸入法

【案例】

患者，张某，男性，75岁，受凉后出现发热，体温39.2℃。伴有咳嗽，痰多，不易咳出，门诊胸片显示：右肺片状高密度影。诊断：大叶性肺炎。收入院治疗。遵医嘱予以雾化吸入治疗。

【操作目的】

1. 协助患者镇咳、祛痰。
2. 协助患者解除支气管痉挛，使气道通畅，改善通气功能。
3. 预防、治疗呼吸道感染。

【操作流程】（扫二维码学习）

雾化吸入法操作流程及沟通语言

【操作注意事项】

1. 雾化时机需选在餐前或餐后1 h，避免餐后出现恶心、呕吐。
2. 雾化治疗时需取坐位、半卧位。
3. 用"嘴深吸气、鼻呼气"的方式进行深呼吸，使药液充分到达支气管和肺部。
4. 每次雾化时长不宜超过20 min，患儿首次剂量不宜过大，时间不宜过长。
5. 雾化口含嘴、面罩应专人专用，避免交叉感染。
6. 预防再感染的发生：注意雾化器的清洁消毒，用40℃温水清洗晒干备用。
7. 雾化后应及时漱口，使用面罩者应及时清洁面部。
8. 使用超声雾化吸入器时，水槽内不可加温水、热水，水槽内无水时，不可开机，避免损坏机器。若水槽内水温过高（≥60℃）或水量不足时，应及时关机，更换或加入冷蒸馏水。
9. 对于CO_2潴留患者，不可使用氧气雾化吸入。
10. 氧气雾化吸入时，氧流量应调节至：成人6~8 L/min；儿童3~5 L/min。

【临床思维分析】

本案例临床思维：患者因患大叶性肺炎而出现痰多、黏稠，不易咳出，遵医嘱需进行雾化吸入治疗。雾化治疗有助于湿化气道,稀释痰液,促进痰液排出。若痰液不能及时排出,将不断聚集在体内,患者的主观感受会非常不适。年龄大、基础疾病多或长期卧床的患者,容易发生痰液阻塞大气道的情况,患者会出现缺氧、发绀甚至窒息等表现。且痰液成分中不仅有黏液,通常还含有病原菌(细菌、病毒等),不及时排出体外,会导致疾病迁延不愈,甚至进行性加重的情况发生。雾化治疗的同时,还需注意观察,避免患者由于高热大量出汗而引起脱水的发生,以及密切观察患者的酸碱平衡和离子变化。

【临床常见问题思考】

1.雾化管道连接不牢固,氧流量过大,雾化过程中管道脱落,应该怎么办?
2.氧流量调节至最大,仍无气雾喷出,应该如何处理?

【护考测一测】

A1/A2 型题

1.使用氧气雾化吸入时,氧流量表应调节至

A. $1 \sim 2$ L/min
B. $3 \sim 4$ L/min
C. $4 \sim 6$ L/min
D. $6 \sim 8$ L/min
E. $8 \sim 10$ L/min

2.张女士,68 岁。患有慢性支气管炎,最近咳嗽加剧,痰黏稠,伴有呼吸困难,给予雾化吸入治疗,以下操作中,**不妥**的是

A.核对、解释

B.接通电源,定时 15 min

C.将口含嘴放入患者口中,嘱闭口深吸气

D.若水槽内水温大于 40 ℃,应立即换水

E.雾化完毕后先拿掉口含嘴,再关闭电源

3.王先生,男,62 岁。因患有慢性支气管炎,最近咳嗽加剧,痰黏稠,不易咳出,伴有呼吸困难,给予雾化吸入治疗,其治疗目的**不包含**

A.消除炎症
B.减轻咳嗽
C.稀释痰液
D.帮助祛痰
E.促进食欲

4.以下用于雾化吸入的药品的作用**不正确**的是

A.庆大霉素可用于消除呼吸道炎症

B.α-糜蛋白酶可用于稀释痰液

C.地塞米松可减轻呼吸道黏膜水肿

D.舒喘灵可帮助祛痰

E.氨茶碱可解除支气管痉挛

【评分标准】

超声雾化吸入法操作评分表

班级＿＿＿＿＿姓名＿＿＿＿＿学号＿＿＿＿＿监考老师＿＿＿＿＿得分＿＿＿＿＿

项目	技术要求	A	B	C
准备	仪表：着装规范、佩戴手表			
	双人核对医嘱信息			
	护士按要求洗手			
	用物准备：物品齐全、性能良好、摆放易于操作			
	遵医嘱抽吸药液，稀释至 30~50 mL（无菌原则）			
	水槽内加水符合要求			
	环境准备：符合操作要求			
核对、解释	核对患者方法正确			
	解释操作目的			
评估	评估患者呼吸状况			
	协助患者取舒适体位			
实施操作	铺治疗巾于下颌			
	将配置的药液注入雾化罐内，旋紧盖子			
	将雾化罐放入水槽内，将水槽盖盖紧			
	将螺旋管与机器、口含嘴/面罩连接			
	打开电源预热机器，约 3 min			
	调整气雾开关，看到气雾均匀溢出			
	协助患者将口含嘴/面罩放好			
	将定时按钮调节至 20 min			
	指导患者用口吸气，用鼻子呼气，观察患者反应			
	雾化结束，协助取下含嘴/面罩			
	关闭雾量调节开关、关闭雾化器电源			
	协助患者漱口			
	使用纱布擦拭患者口唇部（面罩：鼻翼两侧、颜面部）			
	撤治疗巾			
	将口含嘴/面罩交由患者保管			
	讲解雾化含嘴、管路的清洁方式			
操作后	整理用物			
	健康宣教			
	记录			

续表

项目	技术要求	A	B	C
评价	规定时间内完成操作			
	操作规范、熟练，遵守无菌原则			
	关爱患者，询问感受			
	医用垃圾和生活垃圾处理正确			
问题	相关知识提问一			
	相关知识提问二			

项目3　胸腔闭式引流护理

【案例】

患者，李某，男，53岁，体检发现左肺下叶占位，CT显示：左肺下叶毛玻璃样结节8 mm×9 mm，门诊以"左肺下叶癌"收入院。入院后在全麻下行单孔胸腔镜下左肺下叶癌根治术，现术后第二天，生命体征：T 37.3 ℃，P 86次/min，BP 119/67 mmHg，R 19次/min，疼痛量表评分1分，血氧饱和度97%，持续低流量鼻导管吸氧2 L/min，意识清，伤口处敷料完好，无渗出，胸腔闭式引流管固定良好，引出暗红色血性胸引液200 mL/24 h，医嘱更换胸腔闭式引流瓶，给予胸腔闭式引流管护理。

【操作目的】

1. 排出胸腔内积液与积气。
2. 重建胸腔内负压，维持纵隔正常位置。
3. 防止逆行感染。
4. 便于观察胸腔引流液的颜色、性质、量。

【操作流程】（扫二维码学习）

胸腔闭式引流护理操作流程
及沟通语言

【操作注意事项】

1. 出血量多于100 mL/h，呈鲜红色，有血凝块，同时伴有脉搏增快，提示有活动性出血的可能，应及时通知医生。
2. 水封瓶打破或接头滑脱时，要立即夹闭或反折近胸端胸引管。
3. 引流管自胸壁伤口脱出，立即用手顺皮肤纹理方向捏紧引流口周围皮肤（注意不要直接接触伤口），并立即通知医生处理。
4. 患者下床活动时，引流瓶的位置应低于膝盖且保持平稳，保证长管没入液面下；外出检查前须将引流管夹闭，漏气明显的患者不可夹闭胸引管。
5. 拔除引流管后24 h内要密切观察患者有无胸闷、憋气、皮下气肿、伤口渗液及出血等症状，有异常及时报告医生。

【临床思维分析】

本案例临床思维：患者肺癌术后 2 日，胸腔引流未达到拔管指征，护理重点仍是观察生命体征变化及胸腔引流液的颜色、性质、量，观察有无术后并发症，如皮下气肿、乳糜胸、肺不张等。指导患者正确有效地咳嗽咳痰、深呼吸等呼吸功能锻炼。

【临床常见问题思考】

1. 如在胸腔闭式引流过程中，胸管不慎从胸壁脱出，应如何处理？
2. 胸腔闭式引流拔管指征有哪些？

【护考测一测】

A1/A2 型题

1. 胸腔闭式引流瓶水封瓶内长管中的水柱正常的波动范围是

A. 1~4 cm   B. 4~6 cm

C. 6~10 cm   D. 8~10 cm

E. 微弱波动

2. 李某，手术后第 3 天，突发气促，呼吸困难，脉搏 130 次/min，胸腔闭式引流瓶 24 h 引出 1400 mL 鲜红色血性液体，提示患者发生

A. 皮下气肿

B. 呼吸衰竭

C. 急性肺水肿

D. 活动性出血

E. 乳糜胸

3. 拔除胸腔引流管时应嘱患者

A. 深吸气后屏住

B. 深呼气后屏住

C. 浅吸气后屏住

D. 浅呼气后屏住

E. 正常呼吸

4. 创伤性气胸患者的胸腔闭式引流管通常置于

A. 腋前线第 2 肋间

B. 腋前线第 6 肋间

C. 腋中线第 2 肋间

D. 腋中线第 6 肋间

E. 锁骨中线第 2 肋间

【评分标准】

胸腔闭式引流护理操作评分表

班级_____姓名_____学号_____监考老师_____得分_____

项目	技术要求	A	B	C
准备	护士仪表：着装规范，洗手			
	用物准备：齐全、完好			
	环境准备：符合操作要求，必要时屏风遮挡			
核对、评估	核对患者方法正确			
	评估患者内容全面			
	评估环境、保护隐私			
准备引流瓶	检查引流瓶			
	连接引流装置			
	瓶内按要求倒入无菌生理盐水			
体位准备	再次核对患者			
	取半卧位			
观察敷料	引流装置应密闭、无菌、通畅			
	切口处敷料清洁干燥，如渗液应更换			
促进引流	正确挤压引流管，防倒吸			
更换引流瓶	铺巾：位置正确			
	夹管：两把血管钳双向夹闭			
	初消：沿引流管螺旋向上消毒			
	分离：断开胸腔引流与闭式引流瓶接口			
	再消：沿接口处再次螺旋向上消毒			
	接管：连接闭式引流瓶			
	松管：连接紧密后松开止血钳			
固定	正确固定，高度适宜			
操作后	整理用物			
	健康宣教			
	记录			

续表

项目	技术要求	A	B	C
评价	规定时间内完成操作			
	操作规范、熟练，遵守无菌原则			
	关爱患者，询问感受			
	医用垃圾和生活垃圾处理正确			
问题	相关知识提问一			
	相关知识提问二			

第七章

循环系统疾病常见操作

循环系统疾病是全球范围内的主要死亡原因之一，其诊疗离不开对心脏电活动的实时监测，本章节将聚焦于心电监护这一关键技术，心电监护在现代临床医学中占据着极其重要的地位，它不仅是心血管内科和急诊科的常规操作，也是监测患者病情变化、评估治疗效果的重要手段。心电监护通过实时记录和分析心脏电活动，可以早期识别心律失常、心肌缺血等重要的心脏异常，同时监测患者的血氧饱和度、血压等情况，为疾病的治疗提供依据。

项目1 心电监护操作技术

【案例】

患者，庄某，男，62岁，神志清，急性病容。主诉胸闷、心悸4 h。入院查体：T 36.4 ℃，P 126 次/min，R 26 次/min，BP 150/90 mmHg。患者神志清，气促，精神紧张，面色苍白，口唇发绀。诊断：冠心病，高血压1级。医嘱：心电监护。

【操作目的】

进行连续性的心率、心律、血氧饱和度、血压等情况的监测，为疾病的治疗提供依据。

【操作流程】（扫二维码学习）

心电监护操作流程及沟通语言

【操作注意事项】

1.密切观察心电图波形，及时处理干扰和电极脱落。对带有起搏器的患者要区别正常心率与起搏心率。

121

2. 正确设置报警界限，不能关闭报警声音。血氧饱和度监测报警低限设置为 90%。发现异常及时通知医生。

3. 放置导联电极片时，应避开伤口瘢痕的部位、中心静脉导管、起搏器及除颤时电极板放置的位置。定时观察粘贴电极片处的皮肤，定时更换电极片。

4. 对躁动患者，应当固定好电极和导线，避免电极脱落以及导线打折缠绕。

5. 心电监护不具有诊断意义，如需更详细地了解心电图变化，需做常规导联心电图。

【临床思维分析】

本案例临床思维：本案例患者胸闷、心悸，脉搏、呼吸快速，血压偏高，精神紧张，面色苍白，口唇稍发绀，有心肌缺血，要观察患者心率、心律、呼吸、血压及心肌缺血的情况，发现病情变化要及时通知医生，做好抢救的准备，并做好患者的心理护理，安抚好患者，使其保持情绪稳定。此外患者应注意休息，防止劳累，多吃一些粗纤维食物，防止便秘等增加心脏负担的情况发生。一些患者还会对电极片出现过敏，需及时发现，定时更换电极片粘贴部位。

【临床常见问题思考】

1. 患者平时血压较高，为 160/90 mmHg，如何设置报警界限？

2. 心电监护操作常见的并发症有哪些？

3. 患者张某因呼吸困难、胸闷、气短 1 d 入院。入院诊断：高血压病二级；冠心病；心律失常。遵医嘱进行心电监护。2 d 后患者自诉胸部皮肤发痒难以忍受，患者出现了什么情况？如何处理？

【护考测一测】

A1/A2 型题

1. 心电监护仪可以测量到的参数，下列哪项**不是**

A. 心率   B. 血压

C. 呼吸   D. 脉搏

E. 血氧饱和度

2. 正常心脏电激动起源于

A. 心房   B. 窦房结

C. 房室结   D. 心室

E. 心肌

3. 关于测量血压的注意事项，哪项**不正确**

A. 测量血压部位应与患者心脏置于同一水平

B. 建议在有静脉输液侧肢体测量血压

C. 保证充气管正好处于肱动脉之上

D. 袖带下缘位于肘窝上 2 横指

E. 袖带松紧适宜

A3/A4 型题(4~5 题共用题干)

患者,李某,男,76 岁,神志清,主诉胸闷、呼吸困难,不能平卧 4 h 入院。遵医嘱:心电监护。

4.护士在安放心电监护电极片时,**不需要**避开

A.手术区域   B.除颤区域

C.骨骼隆突处   D.心脏区域

E.皮肤破损处

5.以下哪项**不是**心率监测时常见的故障

A.严重的交流电干扰   B.基线漂移

C.心电图振幅低   D.每天更换电极片

E.严重的机电干扰

【评分标准】

心电监护操作评分表

班级＿＿＿＿ 姓名＿＿＿＿ 学号＿＿＿＿ 监考老师＿＿＿＿ 得分＿＿＿＿

项目	技术要求	A	B	C
准备	仪表:着装规范、佩戴手表			
	护士按要求洗手、戴口罩			
	用物准备:齐全、完好			
	环境准备:符合操作要求,无电磁波干扰			
核对、解释	核对患者方法正确			
	解释操作目的			
评估	评估胸前皮肤、肢体活动及指甲、患者配合程度等情况			

续表

项目	技术要求	A	B	C
实施操作	检查监护仪性能完好			
	采取舒适体位,注意保暖及保护隐私			
	血压计袖带符合要求			
	75%乙醇消毒皮肤,位置正确			
	电极片部位安置准确			
	穿好衣服,注意保暖			
	血氧饱和度探头放置正确			
	主屏操作:选择导联、打开报警系统			
	主屏操作:设置报警界限			
	整理用物,取舒适体位			
	核对、解释			
	停机:关闭监护仪及电源			
	检查、清洁皮肤			
操作后	取舒适体位			
	宣教			
	洗手、记录			
评价	规定时间内完成操作			
	操作规范、熟练,遵守无菌原则			
	关爱患者,沟通技巧佳,询问患者感受			
	医用垃圾和生活垃圾处理正确			
问题	相关知识提问一			
	相关知识提问二			

第八章

消化系统疾病常见操作

项目1 T管引流护理

【案例】

患者，王先生，50岁，因"右上腹痛伴寒战、高热及皮肤巩膜黄染2 d"急诊入院。诊断为"胆总管结石，急性化脓性胆管炎"。急行全麻下胆总管切开减压，T管引流术。现术后7 d，生命体征平稳，T形管引流通畅，局部伤口无疼痛、红肿、出血，遵医嘱给予T管引流护理。

【操作目的】

1.引流胆汁：使胆汁经引流管进入肠道或分流至体外，减轻胆道压力，防止胆汁外漏引起胆汁性腹膜炎、膈下脓肿等并发症。

2.引流残余结石：将残余结石尤其是泥沙样结石排出体外，术后也可经T管溶石、造影及胆道镜取石等。

3.支撑胆管：防止胆总管切开术后瘢痕粘连，管腔狭窄。

4.促进炎症消退，利于愈合。

【操作流程】（扫二维码学习）

T管引流护理操作流程及沟通语言

【操作注意事项】

1.严格执行无菌操作。

2. 保持 T 形管引流通畅，防止滑脱、折叠、受压及牵拉。

3. 为预防逆行感染，嘱患者引流袋不可高于引流管出口平面，注意活动时切勿牵拉引流管。

4. 保护引流管口周围皮肤，局部可涂氧化锌软膏。

【临床思维分析】

本案例临床思维：因本病例患者诊断为胆管结石、化脓性胆管炎并出现了黄疸的体征，在进行操作前评估时注意评估患者黄疸消退情况。更换引流袋时应严格执行无菌操作，并在过程中注意患者反应，关心安慰患者，消除其紧张情绪。由于多数患者需要携带引流管出院，应做好相应的健康教育，包括管路的护理，引流液的观察及自我检测的方法。

【临床常见问题思考】

1. 胆管结石患者带 T 形管出院时，如何进行自我护理？

2. T 形管的拔管指征是什么？

【护考测一测】

A1/A2 型题

1. 正常人每日分泌的胆汁量为

A. 500~800 mL　　　　　　　　B. 800~1000 mL

C. 800~1200 mL　　　　　　　　D. 1000~1200 mL

E. 1200~1500 mL

2. 患者坐位或行走时，T 形管的远端不可高于

A. 肩部　　　　　　　　　　　　B. 手术切口

C. 膝部　　　　　　　　　　　　D. 胸部

E. 腰部

3. T 形管无胆汁引出提示

A. 胆管下端梗阻　　　　　　　　B. 引流管阻塞、扭曲或脱出

C. 进食过少　　　　　　　　　　D. 可拔管

E. 胆管损伤

A3/A4 型题(4~5 题共用题干)

患者，女，43 岁，行胆总管切开取石术，T 形管引流术。

4. 术后第 3 d，护士查房时发现 T 形管无胆汁流出，患者诉腹部胀痛。首先应

A. 用无菌生理盐水冲洗 T 形管　　B. 检查 T 形管是否受压扭曲

C. 用注射器抽吸 T 形管　　　　　D. 准备 T 形管造影

E. 继续观察，暂不处理

5. 术后第 12 d，患者体温正常，无黄疸，每天引流透明黄色胆汁 50 mL。

患者下床活动时不慎将 T 形管脱出，正确的处理是

A. 做好术前准备

B. 从瘘口插入 T 形管或设置引流管支持

C. 半卧位，胃肠减压

D. 输液，应用抗生素

E. 观察病情，暂不做处理

【评分标准】

T 形管引流护理操作评分表

班级＿＿＿＿ 姓名＿＿＿＿ 学号＿＿＿＿ 监考老师＿＿＿＿ 得分＿＿＿＿

项目	技术要求	A	B	C
准备	仪表：着装规范、佩戴手表			
	护士按要求洗手			
	用物准备：齐全、完好			
	环境准备：符合操作要求			
核对、解释	核对患者方法正确			
	解释操作目的			
评估	采取舒适体位			
	评估患者意识，引流管是否通畅，引流液颜色、性质、量，皮肤情况（包括黄疸消退情况及伤口局部皮肤有无红肿、出血）			
实施操作	洗手、戴口罩			
	携用物至患者床旁，核对患者			
	暴露腹外的 T 形管部分，适当遮挡患者，保护隐私，同时注意保暖			
	洗手，戴一次性手套			
	在 T 形管与引流袋连接处下方铺治疗巾，放置弯盘			
	观察胆汁引流情况，用血管钳夹闭 T 形管近心端。用无菌纱布分离引流管接头，将原引流袋弃置医疗垃圾桶内，注意过程中防止引流液漏出			
	由内向外消毒 T 形管管口处，由远心端向近心端消毒外周，长度≥5 cm			
	更换新引流袋			
	松开血管钳，检查引流是否通畅			
	妥善固定引流袋并做好标识，注意引流管水平高度不应超过腹部切口位置			

续表

项目	技术要求	A	B	C
操作后	整理用物、整理床单位			
	健康宣教			
	记录			
评价	规定时间内完成操作			
	操作规范、熟练，遵守无菌原则			
	关爱患者，询问感受			
	医用垃圾和生活垃圾处理正确			
问题	相关知识提问一			
	相关知识提问二			

项目2 腹腔引流护理

【案例】

患者,刘先生,62岁,肝硬化病史10年,腹部高度膨隆,主诉腹胀,诊断为"肝硬化、腹水"。入院后行超声引导下腹腔置管术。现术后2 d,生命体征平稳,腹腔引流管引流通畅,局部伤口无疼痛、红肿、渗出,遵医嘱给予腹腔引流管护理。

【操作目的】

1. 观察引流液的性质、颜色和量等,为病情变化提供依据。
2. 保持引流通畅,防止引流管堵塞。

【操作流程】(扫二维码学习)

腹腔引流护理操作流程
及沟通语言

【操作注意事项】

1. 严格执行无菌操作。
2. 保持引流管引流通畅,防止滑脱、折叠、受压及牵拉。
3. 为预防逆行感染,嘱患者引流袋不可高于引流管出口平面,注意活动时切勿牵拉引流管。

【临床思维分析】

本案例临床思维:注意更换引流袋时应严格执行无菌操作,并在过程中注意观察患者反应,关心安慰患者,消除紧张情绪。大量放腹水可引起电解质紊乱,初次放液不宜超过3000 mL,不易过快,时间2 h以上。

【临床常见问题思考】

1. 患者引流管无打折、堵塞等情况却流出不畅时,如何做?
2. 腹水患者放腹水后缚紧腹带的作用是什么?

【护考测一测】

A1/A2 型题

1.肝硬化大量放腹水时，易于诱发

A. 晕厥   B. 肝性脑病

C. 上消化道出血   D. 休克

E. 呼吸衰竭

2.腹水的护理，**错误**的是

A. 安排舒适半卧位

B. 臀部、下肢有水肿时用海棉垫托起

C. 长期用利尿剂应注意水、电解质平衡失调

D. 准确记录每日出入液量

E. 每天食盐量 5 g 以上

3.关于腹腔引流管引流不畅，以下说法**错误**的是

A. 经常检查，通气管口要密闭   B. 若阻塞，沿离心方向挤捏

C. 用注射器回抽   D. 用 0.9% 氯化钠溶液冲洗

E. 在无菌条件下换管

【评分标准】

腹腔引流护理操作评分表

班级＿＿＿＿　姓名＿＿＿＿　学号＿＿＿＿　监考老师＿＿＿＿　得分＿＿＿＿

项目	技术要求	A	B	C
准备	仪表：着装规范、佩戴手表			
	护士按要求洗手			
	用物准备：齐全、完好			
	环境准备：符合操作要求			
核对、解释	核对患者方法正确			
	解释操作目的			
评估	采取舒适体位			
	评估患者病情，意识，引流管是否通畅，引流液颜色、性质、量，伤口局部皮肤有无红肿、出血，配合能力及心理状态			

续表

项目	技术要求	A	B	C
实施操作	洗手、戴口罩			
	携用物至患者床旁，核对患者			
	协助患者取舒适体位，观察局部敷料及皮肤情况，暴露腹外引流管部分，适当遮挡患者，保护隐私，同时注意保暖			
	洗手，戴一次性手套			
	在引流管与引流袋连接处下方铺治疗巾，放置弯盘			
	观察引流管引流情况，双手挤压引流管，用血管钳夹闭引流管近心端。用无菌纱布分离引流管接头，将原引流袋弃置医疗垃圾桶内，注意过程中防止引流液漏出			
	由内向外消毒引流管管口处，由远心端向近心端消毒外周，长度≥5 cm			
	检查新引流袋包装及有效日期，更换新引流袋			
	松开血管钳，检查引流是否通畅			
	妥善固定引流袋并做好标识，注意引流管水平高度不应超过腹部切口位置			
操作后	整理用物、整理床单位			
	健康宣教			
	记录			
评价	规定时间内完成操作			
	操作规范、熟练，遵守无菌原则			
	关爱患者，询问感受			
	医用垃圾和生活垃圾处理正确			
问题	相关知识提问一			
	相关知识提问二			

项目3　胃肠减压法

【案例】

患者，朱某，男，45 岁，昨日婚宴结束后因突发腹部疼痛 1 d 来院就诊。查体：T 38.0 ℃，P 70 次/分，R 20 次/分，BP 105/70 mmHg，神志清，痛苦面容，被动蜷曲位，皮肤巩膜黄染，无皮下出血点，全身浅表淋巴结无肿大，心肺无明显异常，以急性胰腺炎收治入院。入院后遵医嘱禁食，护士给予胃肠减压。

【操作目的】

1. 减轻胃肠道内压力，解除或避免腹胀。
2. 改善胃肠壁的血液循环，促进胃肠功能恢复。
3. 判断胃肠减压吸出物，观察有无消化道出血的发生，协助诊断病情。
4. 胃肠道手术的术前准备，预防术中呕吐、窒息及腹胀，利于手术顺利进行。
5. 术后吸出胃肠内气体和胃内容物，减少吻合口或伤口的张力，减轻疼痛，促进伤口愈合。

【操作流程】（扫二维码学习）

胃肠减压法操作流程及沟通语言

【操作注意事项】

1. 插管动作应轻柔，避免动作粗暴，有爱伤观念。
2. 插胃管时患者出现发绀、呛咳、呼吸困难等时应立即拔出，休息片刻后重新插入。
3. 固定胃管于鼻部时，应注意避免对鼻部皮肤和黏膜的压迫。
4. 妥善固定胃肠减压装置，防止变换体位时加重对患者咽部的刺激，同时避免胃管受压、脱出，影响减压效果。
5. 胃肠减压器负压不可过强，以免损伤胃黏膜和达不到有效吸引的作用。
6. 吸出的胃内容物如超过储液容量的 2/3，应及时倾倒。
7. 胃管不通畅时，遵医嘱用生理盐水反复冲洗胃管直至通畅，但食管、胃手术后的患者应在医生指导下进行少量、低压冲洗，以防吻合口瘘和出血。
8. 加强观察引流液的颜色、性状和量，记录 24 h 引流总量，如发现褐色或红色引流液应警惕消化道出血。

9.长期禁食、胃肠减压的患者，容易出现电解质紊乱，应注意相关病情的观察。

10.长期胃肠减压的患者应定期更换胃管，从另一侧鼻孔插入。

【临床思维分析】

本案例临床思维：患者腹痛明显，伴有痛苦面容，呈被动蜷曲位，体温升高，诊断为急性胰腺炎，为减少胰液和胃酸分泌、吸出胃内容物、减轻腹胀，遵医嘱给予禁食和胃肠减压，以缓解腹部疼痛。

【临床常见问题思考】

1.长期禁食、胃肠减压的患者最容易出现何种电解质紊乱？

2.如何预防胃管脱出，患者不慎将胃管拔出时该如何处理？

【护考测一测】

A1/A2 型题

1.护理胃肠减压患者时，下列哪项是**错误**的

A.及时倾倒引流液

B.口服药物后，胃肠减压应持续进行

C.注意口腔护理

D.观察并记录引流液的颜色、性状和量

E.维持水、电解质平衡

2.插入胃管时，患者出现呛咳、发绀应

A.嘱患者深呼吸

B.托起患者头部再插管

C.嘱患者做吞咽动作

D.立即拔出胃管，使患者休息一会儿再插

E.请患者坚持一会儿，继续插管

3.患者孙某，男，38 岁。以肠梗阻入院，T 36.8 ℃，P 78 次/分，R 18 次/min，BP 110/80 mmHg，神志清楚，检查配合，遵医嘱给予禁食、胃肠减压护理。插胃管至 10~15 cm 时应注意

A.嘱患者做吞咽动作

B.使患者头后仰

C.使患者头偏一侧

D.使患者下颌靠近胸骨柄

E.嘱患者张嘴哈气

A3/A4 型题(4~5 题共用题干)

患者王某，男，60 岁，肠穿孔修补术后 2 d，肛门尚未排气，腹胀明显，遵医嘱给予胃肠减压。

4. 留置普通胃管的患者，其胃管多长时间更换一次

A. 1 周   B. 2 周

C. 3 周   D. 4 周

E. 5 周

5. 手术后，胃肠减压管拔除的最明显的指征是

A. 术后 3 天   B. 腹痛消失

C. 已经肛门排气   D. 可闻及肠鸣音

E. 术后 2 天

【评分标准】

胃肠减压法操作评分表

班级＿＿＿＿＿ 姓名＿＿＿＿＿ 学号＿＿＿＿＿ 监考老师＿＿＿＿＿ 得分＿＿＿＿＿

项目	技术要求	A	B	C
准备	护士着装整齐、修剪指甲、洗手、戴口罩			
	环境准备：符合操作要求			
	物品完好、齐全			
核对、评估	核对次数、内容、方法正确			
	评估内容、方法正确			
解释 沟通	向患者及家属解释操作目的、方法、注意事项			
插入 胃管	注重保护患者隐私			
	协助患者取合适体位			
	治疗巾、弯盘位置放置合适			
	清洁患者鼻腔方法正确			
	测量并标记胃管置入的长度方法正确			
	润滑胃管前端方法正确			
	插入胃管方法正确（能够与昏迷患者胃管插入方法相区分）			
	插入会咽部位时告知患者配合方法			
	判断胃管是否在胃内的方法正确			
	用胶布固定胃管方法正确			
	胃肠减压器形成负压方法正确			
	胃肠减压器连接胃管方法正确			
	胃管标识粘贴位置、标注内容正确			
拔除 胃管	胃肠减压器与胃管分离方法正确			
	胃管拔出方法正确			
	注意清洁患者面部			

续表

项目	技术要求	A	B	C
操作后	整理用物			
	健康宣教			
	记录			
评价	规定时间内完成操作			
	操作规范、熟练			
	关爱患者，询问感受			
	医用垃圾和生活垃圾处理正确			
问题	实施胃肠减压时的注意事项			

项目 4 造口护理技术

【案例】

患者赵女士，40 岁，因"腹胀、腹痛 10 d，加重 3 d"，门诊以"肠梗阻"收治，于急诊在全麻下行"乙状结肠切除 + 降结肠造瘘术"。术后 3 d 开放造口，患者造口排便功能良好，造口周围未出现皮肤损伤，造口黏膜正常，功能良好。现造口袋内内容物较多，需进行造口袋更换，并给予造口护理相关知识的讲解。

【操作目的】

1. 保持造口周围皮肤清洁。
2. 帮助患者掌握正确的造口护理方法。

【操作流程】(扫二维码学习)

造口护理技术操作流程及沟通语言

【操作注意事项】

1. 护理过程中注意向患者及家属详细讲解操作步骤，便于患者离院居家护理时更好地掌握操作方法。

2. 更换造口袋时应防止内容物排出污染伤口。

3. 揭除造口袋时动作轻柔，避免皮肤出现撕脱伤。

4. 注意伤口与造口之间的距离，避免造口渗出物污染伤口。

5. 粘贴造口袋(底盘)时，需确保造口周围皮肤干燥。

6. 裁剪底盘后，务必用手指捋平毛刺以防裁剪不齐的边缘损伤造口黏膜。

7. 若不规则造口裁剪底盘时，需注意裁剪方向与实际造口方向相反。

8. 造口袋底盘与造口周围皮肤之间保留适当的空隙(1~2 mm 为宜)，缝隙过大会致使粪便刺激皮肤引起粪水性皮炎，若裁剪过小则会出现不适甚至充血、出血。

9. 粘贴底盘后需保持平卧位并按压底盘 15~20 min，使粘胶充分固定于皮肤上。

10. 当造口袋内容物超过最大容量的 1/3 时，需更换造口袋。

11. 清洁造口及周围皮肤时，需使用清水或温水，不可使用酒精或其他消毒液。

12. 指导患者如何观察造口血运状况及周围皮肤情况，必要时，指导扩肛的方法，防止造口狭窄。

【临床思维分析】

本案例临床思维：患者"腹胀、腹痛 10 天，加重 3 天"，门诊以"肠梗阻"收治，于急诊在全麻下行"乙状结肠切除 + 降结肠造瘘术"行暂时性肠造口。暂时性肠造口通过肠内容物的暂时性转流，可保护术后的远端吻合肠管免受机械性损伤。可在术后 3 ~ 6 个月内行还纳术，术后可回归常规的肛门排便。其中，造口的护理程度一方面会影响并发症的发生情况，另一方面也会决定患者能否按时还纳造口。造口护理是护士应掌握的技能，也应在护理的过程中充分讲解，便于患者在出院后能做好造口的自我护理。同时，针对患者突然的排便方式、排便途径的改变，应注意关心患者情绪的变化，安慰患者，便于能够更好地适应造口后的生活。

【临床常见问题思考】

1.造口袋揭除后，如何评估造口状况？

2.裁剪造口底盘时，实际裁剪直径需比测量直径大多少？若裁剪过大或过小会导致什么？

【护考测一测】

A1/A2 型题

1.结肠造口一般位于

A.右上腹 　　　　　　　　　　B.右下腹

C.左上腹 　　　　　　　　　　D.左下腹

E.脐周

2.造口定位的原则中**不正确**的是

A.患者自己能看见

B.腹部平坦、无皱褶处，面积足够贴袋

C.远离瘢痕、皮肤凹陷、骨突处，腰围无慢性皮肤病处

D.腹直肌内

E.选择腰带附近

3.关于造口护理技术，下列说法**不正确**的是

A.操作前应先评估患者造口的类型及造口情况

B.撕离造口袋时应由上向下，注意保护皮肤

C.贴造口袋前应先润滑皮肤，防止局部皮肤干燥

D.造口袋裁剪时与实际造口方向相反，不规则造口应注意裁剪方向

E.佩戴造口袋前应确保粘贴处皮肤干燥

4.造口袋内内容物超过多少时，应及时清理更换

A.1/2 　　　B.2/3 　　　　C.1/3 　　　　D.1/4 　　　　E.3/4

5.【多选】患者张某，miles 术后行永久性结肠造口，出院前，护士为患者做饮食方面指导，以下内容正确的是

A.饮食均衡多样化，保证充足的水分　B.可吃油炸食物、高胆固醇食物

C.可进食含膳食纤维的食物　D.当腹部不适时，及时调整饮食

E.可吃洋葱、韭菜等食物

【评分标准】

一(两)件式造口袋操作评分表

班级_____　姓名_____　学号_____　监考老师_____　得分_____

项目	技术要求	A	B	C
准备	仪表：着装规范			
	护士按要求洗手			
	用物准备：齐全、完好			
	环境准备：符合操作要求			
核对、解释	核对患者方法正确			
	解释操作目的			
评估	采取舒适体位(平卧位)			
	环境评估：关闭门窗、拉围帘、注意保暖			
	评估患者造口及周围皮肤情况			
实施操作	揭除造口袋方法正确			
	两件式：一手按压造口袋卡扣，另一只手按压造口底盘，分离造口袋与底盘，再将底盘自上而下揭除，动作轻柔			
	卫生纸擦拭造口周围粪便			
	用清水或生理盐水擦拭造口黏膜和皮肤			
	待皮肤干燥			
	使用造口尺对折测量造口外径大小			
	裁剪造口袋底盘(实际裁剪直径需大于测量直径 1~2 mm)			
	用食指捋平裁剪处毛刺			
	佩戴造口袋方法正确 一件式：揭除底盘贴纸，自下而上粘贴造口袋，由外向内轻压底盘粘胶处 10~15 min			
	两件式：揭除底盘贴纸，自下而上粘贴造口底盘，由外向内轻压底盘粘胶处 10~15 min。将造口袋扣在底盘卡扣处，确保卡扣扣紧(四点扣合法)			
	夹闭造口袋下端开口			
	交待注意事项			

续表

项目	技术要求	A	B	C
操作后	整理用物			
	造口袋处理(一件式造口袋扎紧塑料袋后直接丢弃;两件式造口袋需清理袋内粪便后,用清水冲洗干净,晾干备用)			
	宣教(指导患者及家属掌握造口护理的方法)			
	记录			
评价	规定时间内完成操作			
	造口清洁、周围皮肤得到有效保护			
	询问患者感受,床单位无污染			
	医用垃圾和生活垃圾处理正确			
问题	相关知识提问一			
	相关知识提问二			

第九章

神经系统疾病常见操作

本章节聚焦神经系统疾病两大关键操作：良肢位摆放与脑室引流护理。良肢位精准摆放，乃偏瘫康复之基石，可舒缓痉挛，防止僵硬，促进血液循环，减压，防止损伤，维系关节柔韧，松弛肌肉。脑室引流术是治疗脑积水等脑脊液循环障碍疾病的重要方法，正确的护理操作可以预防感染、保持引流通畅，确保患者病情稳定。本章详尽阐述良肢位摆放和脑室引流护理操作流程。

项目 1　偏瘫患者良肢位摆放

【案例】

患者，李某，男，65 岁，在家中搬动桌椅时突发右侧肢体麻木、无力，活动不灵，口角向左侧歪斜，立即送医。患者既往高血压病史 6 年，急诊头颅 CT 显示左侧基底节区高密度影。诊断：左侧基底节区脑梗死。收入院治疗，护士给予良肢位摆放。

【操作目的】

1.增加患者患侧的感觉输入，预防痉挛模式出现或加重。

2.保护患侧肩关节并预防足下垂。

3.使患者肢体处于功能位，为进一步行康复训练创造条件。

【操作流程】（扫二维码学习）

偏瘫患者良肢位摆放操作流程
及沟通语言

【操作注意事项】

1.良肢位是从治疗角度出发设计的临时性体位，为了防止关节挛缩影响运动功能以及压力性损伤的形成，必须定时进行体位变换，不能一直使用同一种体位。

2.在摆放以上三种体位时，都要将肩关节向上提，以降低肩关节发生半脱位的风险。

3.在摆放以上三种体位时，都需要在足下垫软枕（硬物刺激会引发和加重足下垂），将踝关节保持在90°角。

4.仰卧位会受到紧张性颈反射和紧张性迷路反射的影响而出现姿势异常。另外骶部、足跟外侧、外踝等处容易出现压力性损伤。因此，应尽量减少仰卧位的时间。

5.半卧位对患者的肢体功能康复不利，可加重患侧的痉挛模式，一般不采用。

【临床思维分析】

本案例临床思维：患者被诊断为左侧基底节区脑梗死，伴有右侧肢体偏瘫，为了避免压力性损伤和肢体挛缩、畸形的发生，我们需要对患者进行良肢位摆放以维持其正常功能，为后期康复创造条件，过程中必须定时进行体位变换。例：患侧卧位可增加患者的感觉输入，但为了避免压力性损伤的形成，不能长期仅保持同一个体位，要定时进行变换。早期良肢位摆放可为后期康复治疗打下良好的基础，有些患者可从软瘫期跨过痉挛期直接到恢复期，甚至能出现早期分离运动，不同程度地降低患者致残率，为家庭和社会减轻负担。早期良肢位的摆放，能有效地预防并防止废用综合征的发生，特别是压力性损伤、坠积性肺炎和泌尿系感染三大并发症，也可有效预防肌萎缩、关节挛缩、足内翻、肩关节半脱位等。医护人员及家属均应重视脑卒中患者早期良肢位的摆放，尽量缩短康复时间，最大限度地提高患者生活质量。

【临床常见问题思考】

1.患侧卧位同健侧卧位相比，有哪些优势？

2.仰卧位时，要求患者头部保持中立位，如果患者头转向健侧或者患侧，对患侧的肌张力可能会有什么影响？

3.对于脑卒中患者来说，良肢位摆放时体位的选择需要考虑哪些因素？是否所有的体位均适用于任何患者？

【护考测一测】

A1/A2 型题

1.脑卒中偏瘫患者卧位最多用的姿势是

A.患侧卧位，有利于患侧肢体整体伸展，可以控制痉挛的发生，又不影响健侧的正常使用

B.健侧卧位，可避免患侧肢体的压迫

C.仰卧位，易诱发异常的反射活动，形成压力性损伤的危险性大，时间不宜过长，不可做过渡性体位

D. 下肢伸肌张力高的患者多取仰卧位

E. 半卧位

2. 良肢位摆放间隔时间是

A. 1 h

B. 2~3 h

C. 30 min

D. 1~2 h

E. 3~4 h

3. 患侧卧位时,关于手掌的表述正确的是

A. 掌心向上,手指伸展

B. 掌心向上,手指紧握

C. 掌心向下,手指伸展

D. 掌心向下,手指紧握

E. 放在自觉舒适位置即可

A3/A4 型题(4~5 题共用题干)

患者,刘某,男,65 岁,左侧基底节区脑出血恢复期收治入院,右侧肢体偏瘫,活动不便,因前期照护不当,导致双侧坐骨结节压力性损伤。

4. 护士遵医嘱给予良肢位摆放,可以选择的体位有

A. 仰卧位

B. 健侧卧位

C. 患侧卧位

D. 仰卧位和侧卧位轮换

E. 健侧卧位和患侧卧位轮换

5. 下列做法**不妥**的是

A. 密切关注患者皮肤(尤其是压力性损伤部位)状态

B. 操作动作轻柔

C. 保持患侧卧位

D. 记录患者体位于护理记录单

E. 进行宣教

【评分标准】

偏瘫患者良肢位摆放操作评分表

班级_____ 姓名_____ 学号_____ 监考老师_____ 得分_____

项目	技术要求	A	B	C
准备	仪表:着装规范			
	护士按要求洗手			
	用物准备:齐全、完好			
	环境准备:符合操作要求			
核对、解释	核对患者方法正确			
	解释操作目的			

续表

项目	技术要求	A	B	C
评估	评估有无影响患者良肢位摆放的因素			
	评估患者及家属心理状态及合作程度			
	评估患者肢体功能和皮肤情况			
	评估患者的病情、意识状态			
实施操作	仰卧位时头不要明显地左右偏斜,可稍向患侧,避免使用过高枕头			
	仰卧位时在腰和髋部下面垫软枕			
	仰卧位时髋关节稍内收内旋			
	仰卧位时膝下垫一小枕			
	健侧卧位时,患侧腋下的胸侧壁置一软枕使肩及上肢保持外展			
	健侧卧位时,患侧髋略屈,屈膝,踝略背伸,患侧膝关节和小腿垫一软枕			
	患侧卧位时,下肢健肢在前,患肢在后,患侧膝、髋关节屈曲,踝背伸。由膝至脚部用软枕支持,避免压迫患侧下肢			
	患侧卧位时,患侧肩和肩胛骨向前伸直,前臂旋后,使肘和腕伸展,手掌向上,手指伸开			
	所有体位下,患侧肩胛骨尽量前伸			
	患侧手心、足底不放置东西			
操作后	整理用物			
	健康宣教			
	记录			
评价	规定时间内完成操作			
	操作规范、熟练、安全			
	关爱患者,询问感受			
问题	相关知识提问一			
	相关知识提问二			

项目2 脑室引流护理

【案例】

患者，李某，女，55岁，诊断为脑出血，在全麻下行颅内血肿清除术，放置脑室引流管一根并连接引流袋记量。现术后第2天，遵医嘱更换脑室引流袋。

【操作目的】

1. 抢救因脑脊液循环受阻导致的颅内高压危险状态。

2. 脑室术后引流脑脊液，减少脑膜刺激征。

3. 经脑室引流管冲药控制颅内感染。

4. 颅内肿瘤合并颅内高压，术前可先行脑室引流术降低颅内压，避免开颅术中颅内压骤降引发脑疝。

【操作流程】（扫二维码学习）

脑室引流护理操作流程
及沟通语言

【操作注意事项】

1. 操作中严密观察患者的意识、瞳孔、生命体征变化。

2. 严格执行无菌操作，每日更换引流袋一次，预防感染。

3. 妥善固定，引流管开口需高于侧脑室10~15 cm，以维持正常的颅内压。

4. 严密观察并记录引流液的颜色、性状及量；每日引流量不超过500 mL为宜。正常脑脊液无色透明、无沉淀，术后1~2 d脑脊液可略呈血性，以后逐渐转清，脑室引流不宜超过5 d，若引流液由清亮变混浊伴有体温升高，可能发生颅内感染，应及时报告医生。

5. 保持引流通畅，引流管不可受压、扭曲、打折。适当限制患者头部活动范围，避免牵拉，以免引流管脱出。搬运患者时应将引流管夹闭，以免引出液逆流入脑室，引发感染。

6. 针对患者的精神症状如躁动等，应适当加以约束，以免引流管脱出。

7. 引流不畅时，及时告知医生处理。

【临床思维分析】

本案例临床思维：本案例为脑出血术后患者，为了降低颅内压，避免脑疝的发生，进行脑室引流。为患者更换引流袋时，应严格遵循无菌原则，防止污染。妥善固定引流管，注意观察引流液的颜色、性状、量。敷料浸湿后应及时更换，注意体位的摆放。

【临床常见问题思考】

患者脑室引流管不慎脱落，作为责任护士的你，应该怎么办？

【护考测一测】

A1/A2 型题

1.患者女性，56 岁，因脑肿瘤，颅内压增高，行脑室引流术后 3 小时，引流管无脑脊液流出，可能的原因**不包括**

  A.颅内压过低　　　　　　　　B.引流管放入脑室过深过长

  C.管口吸附于脑室壁　　　　　　D.脑脊液量已恢复正常

  E.引流管被凝血块或脑组织堵塞

2.医生在手术中放置了脑室引流管，术后引流护理**不妥**的是

  A.引流管开口高于侧脑室平面 15 cm

  B.妥善固定引流管

  C.每日引流量以不超过 500 mL 为宜

  D.定时以无菌生理盐水冲洗

  E.观察并记录引流液的量和性状

3.某脑出血患者，因出血量大，入院给予血肿穿刺并持续引流，脑室引流的护理下列哪项**不正确**

  A.注意观察引流液的性质和量

  B.脑室引流 1 周后可直接拔除引流管

  C.防止引流管受压、扭曲、折叠或堵塞

  D.保持穿刺部位敷料干燥

  E.保持引流装置密闭性，防止逆行感染

4.判断脑室引流管是否通畅简单而有效的方法是根据

  A.患者病情是否缓解

  B.是否有引流液

  C.引流液量的多少

  D.管内的液面是否随患者呼吸、脉搏上下波动

  E.导管是否扭曲、受压

5.脑室穿刺引流术的护理**错误**的是

  A.目的是通过脑室穿刺和持续引流进行疾病诊断、降低颅内压

  B.护士应根据患者的穿刺部位协助其摆放适当体位

  C.术后对于意识不清、躁动不安的患者进行适当约束

  D.脑室引流一般持续 3~7 d

  E.拔管后患者可立即下床活动

【评分标准】

脑室引流操作评分表

班级_____ 姓名_____ 学号_____ 监考老师_____ 得分_____

项目	技术要求	A	B	C
准备	仪表：着装规范			
	护士按要求洗手			
	用物准备：齐全、完好			
	环境准备：符合操作要求			
核对、解释	核对患者方法正确			
	解释操作目的，取得配合			
	查对引流种类、引流管留置时间			
评估	评估病情、生命体征			
	询问患者有无头痛等主观感受			
	评估患者手术时间，脑室引流的高度，引流液的性质、颜色、量，穿刺部位的敷料包扎情况			
	评估患者知识水平、合作程度			
	病室整洁、安静、安全、舒适，温湿度适宜符合操作要求			
实施操作	患者体位舒适			
	铺治疗巾，用血管钳夹紧引流管近端正确			
	消毒引流管接口处方法正确			
	戴无菌手套，分离引流管与引流袋方法正确，接新引流袋，用无菌纱布包住接头处，胶布固定方法正确			
	松开血管钳，观察、确认引流通畅准确			
	引流袋挂于床头，高度正确			
	引流装置及管道各连接处用无菌敷料包裹方法正确			
	重新更换无菌治疗巾于头下			
	在引流袋上注明更换时间准确			
	协助患者取舒适卧位			
	观察患者反应方法正确			

续表

项目	技术要求	A	B	C
操作后	整理用物			
	健康宣教			
	记录			
评价	规定时间内完成操作			
	操作规范、熟练,遵守无菌原则			
	关爱患者,询问感受			
问题	相关知识提问一			
	相关知识提问二			

第十章

血液内分泌疾病常见操作

　　血液内分泌系统疾病种类繁多，涉及范围广泛，在临床护理工作中，护理人员常常需要面对这类患者，只有进行细致的观察、专业的护理和精准的操作，才能帮助他们有效控制病情，恢复健康。本章节将聚焦于血液内分泌系统疾病护理的核心技能，着重介绍三种常见的护理操作，分别是输血法、血糖监测和胰岛素笔的使用法。输血是抢救危重患者、纠正贫血等血液系统疾病的重要治疗手段。在糖尿病患者的管理中，血糖监测和胰岛素笔的使用法是常用的护理操作，血糖监测是为糖尿病患者制订治疗方案、评估疗效的重要依据，而胰岛素作为治疗糖尿病的重要药物是控制血糖水平的重要手段之一。随着医疗技术的发展，胰岛素笔作为一种便捷、高效且可靠的胰岛素注射工具，已逐渐成为众多糖尿病患者的首选用药方式。掌握胰岛素笔的使用方法，对于提高糖尿病患者的自我管理能力和生活质量，具有重要意义。

项目1　输血法

【案例】

　　患者，张某，女，65岁，诊断为肝硬化上消化道出血，血常规检查显示血红蛋白45 g/L。医嘱：悬浮少白细胞红细胞2U，静脉输入。

【操作目的】

1. 补充血容量，改善血液循环，保证人体重要脏器的血液供应。
2. 补充红细胞，纠正各种原因导致的贫血，提高血液携氧能力，改善机体缺氧状态。
3. 补充血小板和各种凝血因子，改善凝血功能。
4. 输入抗体、补体，增强机体免疫力。
5. 增加白蛋白，维持胶体渗透压，减轻组织液渗出和水肿，纠正低蛋白血症。

【操作流程】（扫二维码学习）

输血法操作流程及沟通语言

【操作注意事项】

1.严格执行无菌操作和查对制度，根据配血要求正确采集血标本，避免血液受污染。每次只为一位患者采血，避免为多人采血发生标本错误。输血前必须经过双人核对无误后方可输入。

2.输血前必须严格检查血制品标签是否完整，血袋有无破损渗漏，血液质量是否合格，如出现异常不得输注；必须仔细核对患者、交叉配血报告单和待输血液之间信息是否相符。

3.取回的血应尽快输用，不得自行贮血。使用前将血袋内的成分轻轻混匀，避免剧烈震荡。

4.输血尽可能使用同型血（ABO、Rh），输入两袋以上血液时，两袋之间须输入少量的生理盐水冲管。

5.血液内不得加入其他药物，如需稀释只能用静脉注射生理盐水，防止血液凝集或溶解。

6.输注去白红细胞应在血液发出后 30 min 内尽早使用去除白细胞滤器，并在开始后 4 h 内输完。输注血小板时需在取回后 30 min 内输完，不得在冰箱内保存，以免降低血小板的功能。

7.输血速度应先慢后快，再根据病情和年龄调整输注速度，并严密观察受血者有无输血不良反应，如出现异常情况应及时处理。输血初期 10~15 min 或输注最初 30~50 mL 血液时，必须由医护人员密切观察有无不良反应。如果发生不良反应，需立即停止输血并报告医生及时诊治，同时通知输血科或血库做必要的原因调查与分析。

8.一旦发生输血反应，立即停止输血，使用过的血液废弃不用，密封保存待检，如病情需要可另行配血输注。

9.输血后将血袋送回输血科（或血库）保留至少 24 h，以备出现意外情况时核查用。

10.应在输完 1 个单位或每隔 4 h 更换一次输血装置。如果超过 1 个单位的全血在 4 h 内输注完毕，那么该输血器可使用 4 h，否则需及时更换输血器或输液器。

【临床思维分析】

静脉输血需特别注意无菌操作及并发症的预防及处理。在输血前，需根据患者年龄、病情等合理选择穿刺部位。输血部位宜选择粗、直且远离关节部位的血管，一般选择患者的上肢血管，如头静脉、肘正中静脉及贵要静脉。选择大号静脉留置针连接输血器，同时在输血前应告知患者及家属输血反应的相关知识，指导患者保持输血管路的通畅；输注过程中避免穿刺侧肢体随意活动等影响血液输入；更不能随意调节滴速，出现局部或全身不适时要及时呼叫。作为护士，要严密巡视观察输血患者，巡视应到位，包括细致观察患者穿刺部位的皮肤颜色、温度、弹性、感觉及活动情况，一旦出现异常，立即减慢或停止输血，及时处理。

在输血过程中需随时观察患者反应，同时在输血前、开始输血后 15 min、输血结束、结束后 15 min、输血结束后 4 h 以及根据患者情况按照需要监测患者的生命体征并做好护理记录，需特别注意监测输血不良反应。记录内容包括输血前体温、输血开始时间、阳性体征、血型、血量、滴数、输血结束时间、核对护士，有无异常反应等。

【临床常见问题思考】

1. 同时输入两种血制品，应先输哪一种？

2. 1 个留置针可同时输血和其他液体吗？

【护考测一测】

A1/A2 型题

1. 输血过程中最严重的一种输血反应是

A. 静脉炎   B. 发热反应

C. 溶血反应   D. 空气栓塞

E. 急性肺水肿

2. 输血引起溶血反应，最早出现的主要表现为

A. 头部胀痛、面部潮红、恶心、呕吐、腰背部剧痛

B. 寒战、高热

C. 呼吸困难、血压下降

D. 瘙痒、皮疹

E. 少尿

3. 血液从血库取回后，在输血前正确的做法是

A. 将血袋内血液充分摇匀

B. 将血液放入温水中适当加温，减少刺激

C. 做好三查七对，避免差错

D. 在室温下放置 15~20 min 后再输入

E. 在室温下放置 30~60 min 后再输入

4. 下列哪项不属于输血的适应证

A. 贫血或低蛋白血症   B. 消瘦

C. 重症感染   D. 凝血机制障碍

E. 急性出血

5. 输血后非溶血性发热反应多发生在输血后

A. 15 min 至 2 h   B. 30 min

C. 2~3 h   D. 3~4 h

E. 5 h

【评分标准】

输血法操作评分表

班级＿＿＿＿＿　姓名＿＿＿＿＿＿　学号＿＿＿＿＿＿　监考老师＿＿＿＿＿＿　得分＿＿＿＿＿＿

项目	技术要求	A	B	C
准备	仪表：着装规范			
	护士按要求洗手			
	用物准备：双人核对血液			
	环境准备：符合操作要求			
核对、解释	双人核对患者信息及血液相关信息			
	解释操作目的			
评估	采取舒适体位			
	评估患者血型、输血史、过敏史			
	评估患者输液部位皮肤情况			
实施操作	建立静脉输液			
	摇匀血液			
	戴手套			
	消毒			
	连接血袋			
	调节滴数至 10~15 滴/min（观察 15 min 后再根据患者病情及年龄调节速度）			
	操作后查对			
操作后	整理用物			
	健康宣教			
	记录			
输血完毕后处理	续接生理盐水			
	整理用物：物品按要求正确处理			
	记录			
评价	规定时间内完成操作			
	操作规范、熟练，遵守无菌原则			
	关爱患者，询问感受			
	医用垃圾和生活垃圾处理正确			
问题	相关知识提问一			
	相关知识提问二			

项目 2 血糖监测

【案例】

患者，女性，60 岁，因多饮、多食、多尿，体重下降 1 个月入院。体格检查：T 36.4 ℃，P 71 次/分，R 18 次/分，BP 120/80 mmHg，神志清楚，空腹血糖 8.7 mmol，糖化血红蛋白 8.9%。诊断：2 型糖尿病。医嘱：监测血糖。

【操作目的】

1. 监测血糖水平，了解血糖控制效果。
2. 评价代谢指标。
3. 为临床治疗和护理提供依据。

【操作流程】(扫二维码学习)

血糖监测操作流程及沟通语言

【操作注意事项】

1. 检查血糖仪与血糖检测试纸是否匹配；血糖仪应按生产商使用要求定期进行校正；血糖检测试纸应避免受潮、污染；血糖检测试纸在有效期内。
2. 测血糖前确保采血部位的清洁、干燥；测血糖时应轮换采血部位。
3. 应使用酒精消毒，不宜使用安尔碘消毒。
4. 确认患者手指酒精消毒干燥后采血。
5. 刺破皮肤后勿用力挤压，以免造成检测结果偏差。

【临床思维分析】

本案例临床思维：本案例患者为 2 型糖尿病患者，具有典型"三多一少"的临床表现，医嘱要求监测血糖。护士遵医嘱测量血糖，监测患者血糖情况，为疾病的诊疗提供客观依据。还可详细评估患者生命体征、活动能力、听力、文化程度等及其家属的基本情况后，进行针对性的健康教育工作，并及时给予相应的心理护理。

【临床常见问题思考】

1. 糖尿病的诊断标准是什么？

2.影响血糖准确性的因素有哪些？

【护考测一测】

A1/A2 型题

1.患者，张某，男性，30 岁，1 型糖尿病，餐前突感饥饿难忍、全身无力、心慌、出虚汗，继而神志恍惚。此时护士应立即采取的措施是

A.协助患者饮糖水　　　　　　B.静脉采血测血糖

C.监测血压　　　　　　　　　D.建立静脉通路

E.吸氧

2.反映近两三个月糖尿病控制情况最理想的指标为

A.空腹血糖　　　　　　　　　B.OGTT

C.餐后血糖　　　　　　　　　D.尿糖

E.糖化血红蛋白

3.空腹血糖受损的范围是

A.6.0~9.0 mmol/L　　　　　　B.5.0~7.0 mmol/L

C.6.1~7.0 mmol/L　　　　　　D.5.0~9.0 mmol/L

E.6.1~8.0 mmol/L

4.餐后两小时血糖正常范围是

A.<7.8 mmol/L　　　　　　　B.6.0~9.0 mmol/L

C.3.6~11.1 mmol/L　　　　　D.3.0~7.0 mmol/L

E. 2.0~3.6 mmol/L

5.糖尿病患者运动的最佳时间段是

A.餐后 1 小时　　　　　　　　B.餐后 3 小时

C.睡前　　　　　　　　　　　D.晨起

E.餐前 1 小时

【评分标准】

血糖监测操作评分表

班级_____ 姓名_____ 学号_____ 监考老师_____ 得分_____

项目	技术要求	A	B	C
准备	仪表：着装规范			
	护士按要求洗手			
	用物准备：齐全、完好			
	环境准备：符合操作要求			
核对、解释	核对患者方法正确			
	解释操作目的			

续表

项目	技术要求	A	B	C
评估	采取舒适体位			
	评估有无影响测量结果因素			
	评估患者被穿刺部位皮肤情况			
实施操作	正确核对医嘱、患者床号、姓名、腕带			
	定位消毒准确,并待干			
	正确询问进餐时间			
	准确取出试纸条并正确插入血糖仪,开机			
	采血方法准确、深度适宜、血量适宜			
	取血准确、符合要求			
	正确使用血糖仪			
	按压止血方法准确			
操作后	整理用物			
	健康宣教			
	记录			
评价	规定时间内完成操作			
	操作规范、熟练,遵守无菌原则			
	关爱患者,询问感受			
	医用垃圾和生活垃圾处理正确			
问题	相关知识提问一			
	相关知识提问二			

项目3　胰岛素笔的使用法

【案例】

患者，男性，17 岁，近 2 个月因多饮、多尿、多食，体重下降入院检查。体格检查：T 36.9 ℃，P 90 次/分，R 20 次/分，BP 120/68 mmHg，空腹血糖 9.1 mmol/L。诊断：1 型糖尿病。医嘱：胰岛素注射，严密监测病情。护士密切监测患者血糖情况，同时教会患者使用胰岛素笔注射。

【操作目的】

通过外源性胰岛素注射，降低血糖，促进脂肪、糖原、蛋白质的合成。

【操作流程】（扫二维码学习）

胰岛素笔的使用法操作流程
及沟通语言

【操作注意事项】

1. 使用中的胰岛素不必放入冰箱，未开封的胰岛素需放置于冰箱内（2~8 ℃），取出后需升温后才可使用。

2. 注射前，检查胰岛素种类、剂量、性状和有效期，如果是预混胰岛素，应将胰岛素充分混匀，直至胰岛素呈白色均匀的混悬液。

3. 应使用酒精消毒，不宜使用安尔碘消毒。

4. 嘱患者根据胰岛素的起效时间按时进食，以免发生低血糖。

5. 注射应确保在皮下进行，避免误入肌肉层，待胰岛素推注完毕后 10 s 以上再拔出针头，确保胰岛素完全注入皮下。注射完毕后，应将针头取下，以免温度变化引起药液外渗。

6. 注射部位应规范轮换。

7. 告知患者正确预防和处理低血糖的方法。

【临床思维分析】

本案例临床思维：本案例为 1 型糖尿病患者并且年龄较小，护士遵医嘱注射胰岛素并监测患者病情，为疾病的诊疗提供客观依据，在注射胰岛素的过程中逐步教会患者及其家属正确使用胰岛素笔的方法及注意事项，提高患者未来自我控制血糖的能力和依从性。由于患者首次被诊断为 1 型糖尿病，可能存在知识缺乏的情况，需对患者及其家属进行针对性的健康教育工作，告知患者及其家属糖尿病是终身性疾病，指导患者及其家属做好未来的自我管理，预防并发症的发生，并及时给予相应的心理护理。

【临床常见问题思考】

1. 胰岛素不良反应有哪些？
2. 如何预防低血糖的发生？
3. 皮下注射胰岛素注射部位的轮换原则是什么？

【护考测一测】

A1/A2 型题

1. 胰岛素的最常见不良反应是
A. 过敏反应
B. 注射部位皮下脂肪萎缩和增生
C. 视物模糊
D. 低血糖反应
E. 水肿

2. 糖尿病酮症酸中毒的特征性表现为
A. 口渴、多饮、多尿   B. 昏迷
C. 呼吸深大   D. 呼吸有烂苹果味
E. 皮肤干燥、弹性差

3. 糖尿病患者最适宜的运动强度是活动时心率达到个体最大耗氧量的
A. 20%   B. 30%
C. 40%   D. 50%
E. 60%

4. 抢救糖尿病酮症酸中毒患者最首要和关键的措施是
A. 治疗诱因
B. 使用小剂量胰岛素
C. 纠正电解质紊乱及酸碱平衡失调
D. 补液
E. 纠正脑水肿

5. 李某，女，28 岁，确诊 2 型糖尿病 2 年，平日血糖控制良好。现怀孕 14 周，因餐后 2 小时血糖 15.2 mmol 前来就诊，其最佳治疗方案为
A. 密切监测血糖   B. 皮下注射胰岛素
C. 严格控制饮食   D. 口服磺脲类药物
E. 运动疗法

【评分标准】

胰岛素笔的使用法操作评分表

班级_____姓名_____学号_____监考老师_____得分_____

项目	技术要求	A	B	C
准备	仪表：着装规范			
	护士按要求洗手			
	用物准备：齐全、完好			
	环境准备：符合操作要求			
核对、解释	核对患者方法正确			
	解释操作目的			
评估	采取舒适体位			
	评估患者被测量部位皮肤情况			
	评估患者是否进餐及血糖情况			
	评估患者心理状态及合作程度			
实施操作	正确核对医嘱、患者床号、姓名、腕带			
	正确解释胰岛素的作用			
	正确选择合适的注射区域并检查注射区域皮肤情况			
	正确核对胰岛素的名称、剂型、性状			
	若为预混胰岛素需摇匀			
	用75%酒精消毒笔芯前端橡皮膜并正确安装胰岛素笔用针头，去掉针帽			
	正确对胰岛素笔进行排气			
	再次核对注射剂量，并调节剂量			
	定位消毒准确，用75%酒精消毒，直径大于5 cm，待干			
	进针手法、角度正确			
	推注胰岛素后停留10 s以上再拔针			
	正确处理胰岛素针头			
操作后	整理用物			
	健康宣教			
	记录			

续表

项目	技术要求	A	B	C
评价	规定时间内完成操作			
	操作规范、熟练、遵守无菌原则			
	关爱患者，询问感受			
	医用垃圾和生活垃圾处理正确			
问题	相关知识提问一			
	相关知识提问二			

第十一章

泌尿生殖系统疾病常见操作

泌尿生殖系统由于其特殊的生理结构，容易成为病原微生物入侵人体的主要途径，并为致病菌的滋生创造有利条件。泌尿生殖系统常见护理操作对患者疾病的转归发挥着重要作用，具有清洁、预防感染、缓解症状、辅助治疗与检查等多重目的和意义。同时，这些操作也具有一定的专业性、针对性和简便性特点，但在实施过程中需要注意无菌操作、个性化调整和患者观察等事项。因此，可利用膀胱冲洗、阴道灌洗/冲洗、坐浴等常见护理操作为患者保持泌尿生殖系统的清洁，清除分泌物、减少细菌滋生，预防泌尿生殖系统炎症，并可以促进血液循环，缓解患者疼痛。

项目 1 膀胱冲洗

【案例】

患者，齐某，男性，72 岁。因反复尿频、尿急、排尿不畅 5 年，症状加重 2 个月入院。经彩超检查诊断为"前列腺 II 度增生"。现前列腺增生切除术后第 3 天，生命体征平稳，留置导尿管引流出淡红色液体。遵医嘱行膀胱冲洗。

【操作目的】

1. 对留置导尿的患者，保持尿液引流通畅。
2. 清洁膀胱，清除膀胱内的血凝块、黏液及细菌等，预防感染。
3. 治疗某些膀胱疾病，如膀胱炎、膀胱肿瘤。
4. 减轻膀胱刺激症状。

【操作流程】(扫二维码学习)

膀胱冲洗操作流程及沟通语言

【操作注意事项】

1. 严格执行无菌操作、查对制度。

2. 冲洗液温度以 35~37 ℃为宜,冲洗速度 60~80 滴/min,不宜过快,以防患者尿意强烈,造成尿液外溢。

3. 冲洗时嘱患者深呼吸,尽量放松以减少疼痛,膀胱冲洗过程中患者若血压升高、腹胀、腹痛、尿液外溢,应暂停冲洗,排空尿液。

4. 冲洗后如出血较多或血压下降,应立即报告医生给予处理,观察引流液量,并准确记录尿量(尿量=排出量−冲洗量)。

5. 避免用力回抽造成黏膜损伤,若引流的液体少于灌注的液体量,应考虑是否存在血块或脓液阻塞,可增加冲洗次数或更换导尿管。

【临床思维分析】

本案例临床思维:本案例患者为前列腺增生切除术后患者,行膀胱冲洗时,应熟练掌握操作并严格执行无菌操作,密切关注患者的感受,若患者感觉不适,应适当减缓冲洗速度和冲洗液量,必要时停止冲洗,冲洗过程中需保持引流管通畅,持续观察引流液颜色、性状及量,关注患者心理变化,做好心理护理。

【临床常见问题思考】

1. 持续膀胱冲洗患者冲洗液适宜温度为多少? 若温度太低会引起什么不良后果?

2. 持续膀胱冲洗时应注意观察及记录哪些内容?

【护考测一测】

A1/A2 型题

1. 患者,男,40 岁。诊断为膀胱结石,行碎石术后,护士发现膀胱冲洗颜色较红时正确的处理是

A. 立即送手术室   B. 尽快输入新鲜血

C. 加快冲洗速度   D. 用冰盐水冲洗

E. 手动高压冲洗

2. 患者,男,56 岁。前列腺切除术后行膀胱冲洗,冲洗液引流不畅。护士应首先采取的护理措施是

A.夹闭冲洗管，暂停冲洗　　　　　　B.继续冲洗

C.加快冲洗速度　　　　　　　　　　D.检查引流管是否堵塞

E.通知医生

3.患者，男，73岁，因尿失禁留置导尿管，引流通畅但尿色黄、浑浊，给予抗感染治疗。护士所实施的针对性的护理措施中最合适的护理是

A.鼓励多饮水并进行膀胱冲洗　　　　B.立即拔除导尿管

C.每日2次会阴擦洗　　　　　　　　D.下腹部按摩

E.防止压力性损伤

【评分标准】

膀胱冲洗操作评分表

班级＿＿＿＿姓名＿＿＿＿学号＿＿＿＿监考老师＿＿＿＿得分＿＿＿＿

项目	技术要求	A	B	C
准备	仪表：着装规范			
	护士按要求洗手			
	用物准备：齐全、完好			
	环境准备：符合操作要求			
核对、解释	核对患者方法正确			
	解释操作目的			
评估	采取舒适体位			
	评估病情、引流情况			
实施操作	暴露导尿管			
	排空尿液后关闭集尿袋调节夹			
	检查冲洗液规范			
	排气后夹闭冲洗管，冲洗液液面距床面60 cm			
	悬挂膀胱冲洗标识			
	戴无菌手套，铺无菌巾，备弯盘			
	操作中查对正确			
	正确连接冲洗管末端与导尿管侧口端			
	正确调节冲洗速度			
	持续膀胱冲洗			
	观察患者反应及引流液性状			
	冲洗完毕，取下冲洗管，更换集尿袋，妥善固定尿管			

续表

项目	技术要求	A	B	C
操作后	整理用物			
	健康宣教			
	记录			
评价	规定时间内完成操作			
	操作规范、熟练，遵守无菌原则			
	关爱患者，询问感受			
	医用垃圾和生活垃圾处理正确			
问题	相关知识提问一			
	相关知识提问二			

项目2 阴道灌洗/冲洗法

【案例】

张女士,32岁,自然分娩一男婴后12 d出现轻度发热,检查发现阴道黏膜充血、水肿、有较多分泌物,体温38 ℃。护士遵医嘱给予阴道灌洗。

【操作目的】

促进阴道血液循环,减少阴道分泌物,缓解局部充血,达到控制和治疗炎症的目的;使宫颈和阴道保持清洁。

【操作流程】(扫二维码学习)

阴道灌洗/冲洗法操作流程
及沟通语言

【操作注意事项】

1.冲洗器灌洗桶距床沿的距离不应超过70 cm,以免压力过大,水流过速,使灌洗液或污物进入子宫腔或灌洗液与局部作用的时间不足。

2.灌洗液温度以41~43 ℃为宜,温度不能过高或过低。温度过低,患者不舒适,温度过高则可能烫伤患者的阴道黏膜。

3.灌洗溶液应根据不同的灌洗目的选择。滴虫性阴道炎的患者,应用酸性溶液灌洗;外阴阴道假丝酵母菌病患者,则用碱性溶液灌洗;非特异性阴道炎者,用一般消毒液或生理盐水灌洗;术前患者可选用聚维酮碘(碘伏)溶液、高猛酸钾溶液或苯扎溴铵溶液进行灌洗。

4.灌洗头插入不宜过深,其弯头应向上,灌洗过程中动作要轻柔,避免刺激后穹隆引起不适,或损伤局部组织引起出血。用阴道窥器灌洗时,应轻轻旋转阴道窥器,使灌洗液能到达阴道各部。

5.产后10 d或妇产科手术2w后的患者,若合并阴道分泌物浑浊、有臭味,阴道伤口愈合不良,黏膜感染坏死等,可行低位阴道灌洗,冲洗器灌洗桶的高度一般不超过床沿30 cm,以避免污物进入宫腔或损伤阴道残端伤口。

6.未婚妇女可用导尿管进行阴道灌洗,不能使用阴道窥器;月经期、产后或人工流产术后子宫颈口未闭或阴道出血的患者,不宜行阴道灌洗,以防引起上行性感染;宫颈癌患者有活动性出血者,为防止大出血应禁止灌洗,可行外阴擦洗。

【临床思维分析】

本案例临床思维：患者出现轻度发热，检查发现阴道黏膜充血、水肿，有较多分泌物，诊断为急性子宫颈炎，是阴道灌洗/冲洗的适应证。患者是自然分娩后 12 d，因此要给予低位阴道灌洗，冲洗器灌洗桶的高度一般不超过床沿 30 cm，以避免污物进入宫腔。指导患者日常要保持外阴处清洁，排尿、排便后必要时用温水清洗，阴道分泌物多时不要自行清洗阴道内部，以免发生上行性感染。针对患者发热的情况可采取相应的物理降温等措施，遵医嘱使用抗生素等药物。并针对患者担心病情的情绪，给予相应的心理护理。

【临床常见问题思考】

1.患者，女性，28 岁，未婚，外阴瘙痒，阴道分泌物增多、呈豆腐渣样，护士在为其进行阴道灌洗/冲洗时要注意些什么？

2.患者，女性，31 岁，1 周前无明显诱因出现外阴瘙痒，阴道分泌物增多、呈黄色、有腥臭味就诊。妇科检查：外阴潮红，阴道黏膜充血，有散在出血斑点，后穹隆有多量豆腐渣样分泌物。护士完成操作后，如何给予健康指导？

3.患者，女性，40 岁，慢性子宫颈炎行激光治疗术后 1 周，阴道有大量黄水流出，来院咨询是否可以进行阴道灌洗/冲洗治疗，护士应如何回答？

【护考测一测】

A1/A2 型题

1.常用的阴道冲洗液不包括

A.2%~4%碳酸氢钠　　　　　　　B.1%乳酸

C.1：5000 高猛酸钾　　　　　　　D.1：2000 苯扎溴铵

E.1：2000 过氧化氢

2.滴虫性阴道炎患者，常选用的阴道冲洗液是

A.0.5%碘伏液　　　　　　　　　　B.1：2000 苯扎溴铵

C.1%乳酸　　　　　　　　　　　　D.2%~4%碳酸氢钠

E.1：5000 高猛酸钾

3.某女士，门诊诊断为外阴阴道假丝酵母菌病，拟进行阴道冲洗和局部上药，主治医师为其选择治疗阴道炎的溶液是

A.0.02%高猛酸钾　　　　　　　　B.0.5%醋酸

C.2%~4%碳酸氢钠溶液　　　　　　D.1%乳酸溶液

E.1：2000 苯扎溴铵

A3/A4 型题(4~5 题共用题干)

某女士，45 岁，因子宫肌瘤收入院准备手术，今日拟在腰麻下行全子宫切除术。

4.护士为其进行阴道冲洗时患者的体位是

A.膀胱截石位　　　　　　　　　　B.头高脚底位

C.侧卧位　　　　　　　　　　　　D.平卧位

E. 半卧位

5. 进行阴道灌洗时，灌洗桶距床沿高度不应超过

A. 30 cm　　B. 50 cm　　C. 70 cm　　　　D. 60 cm　　　　E. 40 cm

【评分标准】

阴道灌洗、冲洗操作评分表

班级＿＿＿＿＿　姓名＿＿＿＿＿＿　学号＿＿＿＿＿＿　监考老师＿＿＿＿＿＿　得分＿＿＿＿＿＿

项目	技术要求	A	B	C
准备	仪表：着装规范、佩戴手表			
	护士按要求洗手、戴口罩			
	用物准备：齐全、完好			
	环境准备：符合操作要求			
	患者准备：排空膀胱			
核对、解释	核对患者方法正确			
	解释操作目的、方法			
	告知注意事项			
	指导配合方法			
评估	评估外阴情况，阴道分泌物量、性状、气味等			
	评估患者意识，心理状况，配合程度			
实施操作	洗手、戴口罩			
	协助患者上妇科检查床，取膀胱截石位			
	臀下垫一次性垫巾，放好便盆			
	二次核对			
	配制灌洗液，将装有灌洗液的一次性妇科阴道冲洗器挂于床旁输液架上，调节高度，排去管内空气，试水温适宜后备用			
	操作者戴一次性手套，用一手持冲洗器，打开开关，先冲洗外阴部，将小阴唇分开，沿阴道纵侧壁的方向插入后穹隆部			
	灌洗时应边冲洗边将灌洗头围绕子宫颈轻轻地上下左右移动。阴道灌洗也可用阴道窥器暴露宫颈后再进行，冲洗时应不停地转动阴道窥器，将整个阴道穹隆及阴道侧壁冲洗干净			
	当灌洗液剩 100 mL 左右时，关上开关，用阴道窥器者可将阴道窥器向下按，以使阴道内的液体流出			
	拔出灌洗头和阴道窥器，再冲洗一次外阴部，然后扶患者坐于便盆上，使阴道内残留的液体流出			
	用纱布擦干外阴，撤去便盆、一次性垫巾			
	协助患者整理衣裤，下妇科检查床			

续表

项目	技术要求	A	B	C
操作后	整理用物			
	三次核对患者姓名			
	健康宣教			
	洗手、摘口罩			
	记录			
评价	规定时间内完成操作			
	操作规范、熟练，遵守无菌原则			
	医用垃圾和生活垃圾处理正确			
问题	相关知识提问一			
	相关知识提问二			

项目3　温水坐浴

【案例】

患者，张某，女性，25岁，未婚，近半个月自觉外阴皮肤瘙痒、红肿、灼热感，于排尿或排便时加重，外阴检查后诊断为外阴炎，拟进行局部坐浴。作为一名护士，你如何去指导患者坐浴？

【操作目的】

1.促进局部组织血液循环，增强抵抗力。

2.减轻外阴局部炎症及疼痛。

3.使创面清洁，有利于组织恢复。

4.对会阴和肛区起到预防感染和热疗作用。

【操作流程】（扫二维码学习）

温水坐浴操作流程及沟通语言

【操作注意事项】

1.坐浴溶液应严格按比例配制，浓度过高易造成黏膜灼伤，浓度太低影响治疗效果。

2.水温适中，不能过高，以免烫伤皮肤。

3.坐浴前先将外阴及肛门周围擦洗干净。

4.坐浴时需将臀部及全部外阴浸入药液中。

5.月经期或阴道流血者、孕妇及产后7 d内的产妇禁止坐浴。

6.注意保暖，以防受凉。

【临床思维分析】

本案例临床思维：患者有外阴皮肤瘙痒的现象，一定要做到早发现早治疗，平时注意自己的卫生状况，做到勤洗衣服、勤换内裤，防止细菌病毒的滋生。饮食宜清淡，多食滋补产品，富含维生素、蛋白质等的食物，适当锻炼，避免受凉，提高身体免疫力。针对患者外阴炎的情况进行局部坐浴治疗，可以明显缓解外阴痒痛的不适。

【临床常见问题思考】

1. 坐浴的适应证有哪些?

2. 按水温的不同,坐浴可分为哪些种类?

【护考测一测】

A1/A2 型题

1. 下列不采用坐浴治疗的情况是

A. 外阴瘙痒　　　　　　　　　　B. 前庭大腺炎

C. 宫颈炎　　　　　　　　　　　D. 外阴炎

E. 尿道炎

2. 萎缩性阴道炎患者常用的坐浴溶液是

A. 0.5%~1%乳酸

B. 1:2000 苯扎溴铵

C. 0.5%醋酸

D. 2%~4%碳酸氢钠

E. 1:5000 高锰酸钾

3. 护士为患者进行坐浴指导,其护理内容**不包括**

A. 坐浴溶液应严格按照比例配制

B. 经期、阴道流血、产后 7 天内禁止坐浴

C. 患有外阴炎的孕妇可行坐浴治疗

D. 患者排空膀胱后全臀及外阴浸泡于溶液中

E. 坐浴时间每次持续约 20 分钟

A3/A4 型题(4~5 题共用病例)

某女士,23 岁,患有外阴炎症,拟进行坐浴治疗,门诊护士为该患者进行的治疗指导正确的是

4. 一般浸泡时间为

A. <10 min　　　　　　　　　　B. 10~15 min

C. 20~30 min　　　　　　　　　D. 40~50 min

E. >50 min

5. 坐浴的水温宜为

A. 60 ℃左右　　　　　　　　　B. 50 ℃左右

C. 40 ℃左右　　　　　　　　　D. 30 ℃左右

E. 20 ℃左右

【评分标准】

温水坐浴操作评分表

班级_____姓名_____学号_____监考老师_____得分_____

项目	技术要求	A	B	C
准备	仪表：仪表端庄、着装规范			
	护士按要求洗手，戴口罩			
	用物准备：所有物品齐全、完好			
	环境准备：符合操作要求			
	患者准备：排空二便			
核对、解释	核对患者方法正确			
	解释操作目的、方法			
	告知注意事项			
	指导配合方法			
评估	评估患者年龄、病情、意识、治疗情况、伤口状况			
	评估患者心理状态、自理能力及配合程度			
	评估患者会阴部的皮肤情况			
实施操作	洗手、戴口罩			
	按比例配制坐浴液，测量水温			
	置坐浴盆于坐浴架上，屏风遮挡患者			
	携用物至床旁，再次核对			
	协助患者将裤子退至膝盖处，暴露臀部，注意保暖			
	嘱患者将全臀和外阴浸泡在溶液中，持续 20 min 左右			
	浸泡中可用纱布轻轻擦洗患处			
	协助患者用无菌纱布擦干外阴部，更换清洁内裤			
	如有伤口，按换药方法处理			
	协助患者上床，取舒适卧位，床单位整洁			
操作后	整理用物			
	三次核对患者姓名			
	健康宣教			
	洗手、摘口罩			
	记录			

续表

项目	技术要求	A	B	C
评价	规定时间内完成操作			
	操作规范、熟练,遵守无菌原则			
	关爱患者,询问感受			
	医用垃圾和生活垃圾处理正确			
问题	相关知识提问一			
	相关知识提问二			

项目4 阴道/宫颈上药

【案例】

患者,吴某,女性,46 岁,有糖尿病史,患者自述外阴瘙痒难忍、分泌物增多 3 天。妇科检查:外阴发育正常,有抓痕,阴道黏膜有白色膜状物,分泌物呈豆腐渣样。诊断:外阴阴道假丝酵母菌病。护士遵医嘱给予阴道上药。

【操作目的】

治疗各种阴道炎、子宫颈炎或术后阴道残端炎症。

【操作流程】(扫二维码学习)

阴道/宫颈上药操作流程及沟通语言

【操作注意事项】

1.未婚女性上药禁用阴道窥器,可用消毒长棉棒蘸药涂抹。

2.用药期间禁止性生活,经期或子宫出血者不宜上药,用药期间可使用卫生巾,保持衣物清洁。

3.若上药时留有棉球或纱布,叮嘱患者务必按时取出,避免感染。

4.阴道上药时应转动阴道窥器,使阴道四壁的炎性组织都能涂上药物。

5.使用腐蚀性药物前将纱布或小棉球垫于阴道后壁,防止药液灼伤阴道正常组织。确认棉棒上的棉花已捻紧,涂药时向同一方向转动,防止棉花脱落,损伤阴道。

6.阴道栓剂最好于晚上或休息时上药,以避免药物脱落,影响治疗效果。

【临床思维分析】

本案例临床思维:本案例中该患者患有外阴阴道假丝酵母菌病,可能与患者有糖尿病,机体免疫力下降,阴道内糖原增加适合假丝酵母菌繁殖有关。该病例应使用碱性的灌洗液,常用的是 2%~4% 碳酸氢钠溶液。阴道灌洗后,用长棉棍蘸 1% 甲紫药液直接涂擦于阴道壁,每日 1 次,7~10 d 为一个疗程。操作前认真评估患者病情,判断有无操作禁忌证。阴道炎的治疗以局部治疗为主,如阴道灌洗/冲洗、阴道上药等,指导患者掌握自行阴道上药的方法。护士在为患者治疗过程中,给予相应的饮食、活动指导及心理护理。

【临床常见问题思考】

1. 护士为患者上腐蚀性药物时，应注意什么？

2. 护士为患者进行宫颈棉球上药时，叮嘱患者何时将牵引棉球尾线取出？

3. 如何提高阴道局部上药效果？

【护考测一测】

A1/A2 型题

1. 患者，钱某，女，51岁。诊断：外阴阴道假丝酵母菌病。经询问得知患者半个月前因胆道感染应用抗生素至今。推断其病因为

　　A. 机体雌激素水平增高　　　　　B. 阴道组织内糖原增加

　　C. 大量应用免疫抑制剂　　　　　D. 胃肠道假丝酵母菌感染

　　E. 抗生素抑制了乳杆菌生长

2. 患者，王某，女，38岁。诊断：滴虫阴道炎。指导患者阴道冲洗后局部上药

　　A. 甲硝唑栓剂　　　　　　　　　B. 克霉唑栓剂

　　C. 咪康唑栓剂　　　　　　　　　D. 雌激素软膏

　　E. 干扰素软膏

3. 患者，张某，女，32岁，宫颈糜烂出血。门诊护士用带有尾线的棉球浸蘸药液后，塞压至宫颈处，治疗结束后，嘱患者棉球取出时间为

　　A. 1～2 h　　　　　　　　　　　B. 8～10 h

　　C. 12～24 h　　　　　　　　　　D. 24～36 h

　　E. 36～72 h

A3/A4 型题(4~5 题共用题干)

患者，李某，女，46岁，阴道分泌物增多，呈豆腐渣样，外阴瘙痒。诊断：外阴阴道假丝酵母菌病。

4. 遵医嘱为患者阴道灌洗后阴道上药，护士应选取的灌洗液为

　　A. 0.5%醋酸溶液

　　B. 2%～4%碳酸氢钠溶液

　　C. 2.5%乳酸溶液

　　D. 生理盐水

　　E. 0.2%苯扎溴铵

5. 关于阴道、宫颈上药的护理要点，下列**不妥**的是

　　A. 棉棍上的棉花必须捻紧，涂药应按同一方向转动

　　B. 阴道栓剂最好于晚上或休息时上药

　　C. 给未婚妇女上药时不用阴道窥器，而用长棉棍涂抹

　　D. 经期或子宫出血者不宜阴道给药

　　E. 用药后1个月应禁止性生活

【评分标准】

阴道/宫颈上药操作评分表

班级_____姓名_____学号_____监考老师_____得分_____

项目	技术要求	A	B	C
准备	仪表：着装规范、佩戴手表			
	护士按要求洗手、戴口罩			
	用物准备：齐全、完好			
	环境准备：符合操作要求			
	患者准备：排空膀胱			
核对、解释	核对患者方法正确			
	解释操作目的、方法			
	告知注意事项			
	指导配合方法			
评估	评估患者外阴情况，阴道分泌物量、性状、气味等			
	评估患者意识，心理状况，配合程度			
实施操作	洗手、戴口罩			
	协助患者上妇科检查床，取膀胱截石体位			
	臀下垫橡胶单、中单或一次性垫巾，放好便盆			
	二次核对			
	阴道灌洗/冲洗			
	戴手套，窥器暴露阴道、宫颈，另一手持长镊子夹持干棉球擦拭宫颈、阴道后穹隆及阴道壁			
	根据病情和药物的不同性状可采用以下方法			
	1.阴道后穹隆上药：长镊子夹持药物，将其放至阴道后穹隆处，再将窥器撤出（若是患者自行上药，需要指导患者）			
	2.非腐蚀性药物：用棉球或长棉棍蘸药液直接涂擦于阴道壁或子宫颈			
	3.腐蚀性药物：用长棉棍蘸少许药液涂于宫颈患处，再用生理盐水棉球擦去宫颈表面残余药液，最后用干棉球吸干			
	4.宫颈棉球上药：带有尾线的宫颈棉球浸蘸药液后塞压至宫颈处，将棉球线尾露于阴道口外，并用胶布固定于阴阜侧上方。嘱患者于放药12～24 h后牵引棉球尾线自行取出			
	5.喷雾器上药：各种阴道用药的粉剂均可使用喷雾器喷射，使药物粉末均匀散布于炎性组织表面上			

续表

项目	技术要求	A	B	C
操作后	整理用物			
	三次核对患者姓名			
	健康宣教			
	洗手、摘口罩			
	记录			
评价	规定时间内完成操作			
	操作规范、熟练，遵守无菌原则			
	关爱患者，询问感受			
	医用垃圾和生活垃圾处理正确			
问题	相关知识提问一			
	相关知识提问二			

项目 5　乳腺癌术后康复指导

【案例】

患者，赵某，女，50 岁，因左侧乳腺癌行"乳腺癌改良根治术"，术后患者皮瓣下留置两根负压引流管，胸部用弹力绷带加压包扎。护士给予其不同时期的乳腺癌术后康复指导。

【操作目的】

1. 增加术侧手臂血液及淋巴液的回流，促进伤口愈合，预防上肢淋巴水肿。
2. 恢复患者上肢正常功能，改善肩关节灵活度，尽早恢复手部的动作及力量。
3. 减轻患者身心痛苦，增强生活的信心。

【操作流程】(扫二维码学习)

乳腺癌术后康复指导操作流程
及沟通语言

【操作注意事项】

1. 因术后需要加压包扎，患者常有喘憋、呼吸窘迫感，应做好解释工作，可给予吸氧，解释加压包扎的重要性，嘱患者不可随意解开胸带，并注意包扎敷料处有无渗出等。如弹力绷带松脱、滑动，应重新给予加压包扎，使皮瓣或所植皮与胸壁紧贴以利愈合。

2. 妥善固定引流管，防止滑脱，引流管长短适宜。密切观察引流管状态，有无脱出、扭曲、打折等情况，并及时处理。

3. 功能锻炼是提高手术效果、促进机体器官功能恢复和预防畸形的重要手段。但原则上要循序渐进地增加功能锻炼内容，避免过猛过快的活动，需制定合理的功能锻炼计划并坚持执行。

4. 做患肢上举运动时要保持脊柱直立，避免借助脊柱向健侧弯曲的力量来提高患肢上举能力。

5. 手术早期不做肩关节外展运动，也要避免外力或拉伤，以避免伤口不愈或积液发生。

6. 如果伤口有积液、淤血、不愈合等情况发生，待病情稳定后再做锻炼，但强度和频率需适当降低。

【临床思维分析】

本案例临床思维：患者为单侧乳腺癌改良根治术后，留置两根引流管并且胸带加压包扎。护士为患者做术后功能指导，判断患者意识、生命体征、皮瓣情况、肢端血流以了解病情，为术后的功能康复指导提供客观依据。术后康复阶段，密切观察患者的情况，根据患者恢复情况制订合理的功能锻炼计划，饮食宜清淡，避免辛辣刺激性食物，避免含有激素的食物和药物（如雪蛤、羊胎素、避孕药等），减少高热量、高脂肪食物的摄入，严格控制体重，远离烟酒及霉变、腌制的食物。针对患者术后的情况可采取相应的护理措施，并针对患者的情绪，给予相应的心理护理。

【临床常见问题思考】

1. 患者乳癌改良根治术后引流管未拔除前，需进行哪些功能锻炼？

2. 患者术后患侧上肢肿胀的主要原因有哪些？

3. 患者术后早期护士需观察哪些要点？

【护考测一测】

A1/A2 型题

1. 乳腺恶性肿瘤累及 Cooper 韧带，可出现

A. 酒窝征

B. 橘皮征

C. 乳头内陷

D. 卫星结节

E. 皮肤外翻似菜花状

2. 乳腺癌的首发症状是

A. 乳头凹陷

B. 橘皮样改变

C. 无痛性肿块

D. 乳房弥漫性增生

E. 两侧乳头位置不对称

3. 关于乳腺癌术后康复锻炼**不妥**的是

A. 术后 24 h 内可活动手部

B. 术后 1~3 d 可活动腕部

C. 术后第 5 d 进行肩关节活动

D. 术后第 10 d 皮瓣愈合可将上肢抬高

E. 术后 14 d 皮瓣愈合可练习梳头和爬墙运动

第十二章

运动系统疾病常见护理操作

　　运动系统疾病常见护理操作是指针对骨骼、关节、肌肉等运动系统组织所进行的一系列专业护理行为，旨在促进患者康复、缓解疼痛、预防并发症，并改善患者的生活质量。骨科牵引技术、石膏固定技术在骨折、脱位等疾病中起到重要的治疗作用，是运动系统常见疾病的治疗基石，帮助患者复位、固定骨骼，维持骨折及脱位部位的稳定，减少因活动不当导致的损伤和并发症，在疾病的恢复中发挥着重要作用。在护士的指导下，患者进行适当的功能锻炼，可防止肌肉萎缩，提高患者的肌肉力量、关节灵活性和整体运动能力，促进康复进程。运动系统疾病常见护理操作在促进患者康复、提高生活质量、预防并发症等方面具有重要意义，是运动系统疾病治疗不可或缺的一部分。

项目1　骨科牵引技术

【案例】

　　患者，张某，女，68岁，入院诊断"右股骨颈骨折"。行人工股骨头置换术后，为肢体制动，防止关节脱位，行右下肢皮牵引，重量4 kg。遵医嘱观察牵引有效性及末梢血运情况。

【操作目的】

1.复位固定，纠正畸形。

2.缓解疼痛，促进愈合。

3.方便护理。

【操作流程】（扫二维码学习）

骨科牵引技术操作流程
及沟通语言

【操作注意事项】

1.牵引重量因人而异，应确保正确，不可随意更改。

2.要注意保护骨突处皮肤，避免损伤，谨防牵引部位以外的皮肤损伤和压力性损伤。定期检查牵引带的松紧度，远端肢体血液循环状况。

3.引导患者正确表达疼痛等不适症状。

4.牵引重锤保持悬空，不要接触床栏或地面。

5.牵引绳在滑轮内，扩张板位置适宜，牵引套佩戴正确，若出现移位，及时调整。

6.肢体与牵引装置力线一致，以免影响牵引效果。

7.将食指伸入牵引套内测量松紧度，以能伸入一指为宜。

8.长期制动可发生深静脉血栓（DVT）、肺栓塞（PE）等，可加强护理，鼓励肢体做等长肌肉收缩活动，必要时可注射或口服预防血栓形成药物。

【临床思维分析】

本案例临床思维：患者刚做完股骨头置换手术，关节周围软组织、瘢痕还不够结实，容易诱发脱位，产生疼痛、髋关节畸形。为了避免以上情况的发生，我们有必要对其进行有效的牵引治疗。在牵引时，首次牵引重量不宜过大，一般不超过体重的10%，避免造成肌肉拉伤等。牵引时髋关节要处于外展中立位，肢体与牵引装置力线一致。除此之外，患者卧床和接受牵引治疗均有可能形成压力性损伤，要关注患者的皮肤状态，尤其是骨突处，避免损伤，经常询问患者有无感觉异常，以便出现问题及时调整。

【临床常见问题思考】

1.护士为患者绑牵引套时，过松或过紧可能会导致什么结果？

2.牵引的原理是什么，牵引时应注意什么？

3.牵引时既要保证牵引效果，又要避免损伤，我们应及时关注患者的状态，具体需要关注哪些内容？

【护考测一测】

A1/A2 型题

1.患者，李某，男，42岁。右下肢骨折，医生建议其进行皮牵引，皮牵引的特点是

A. 操作复杂

B. 对肢体伤害小

C. 可承受牵引重量较大

D. 患者承受较大痛苦

E. 牵引时间可以较长

2. 患者, 王某, 男, 68 岁。身高 175 cm, 体重 60 kg, 左侧髋关节置换术后进行牵引, 皮牵引的重量可以是

A. 3~5 kg

B. 5~8 kg

C. 8~10 kg

D. 10~12 kg

E. 越大越好

3. 患者, 张某, 男, 46 岁。皮牵引过程中感到牵引部位不适, 自述麻木、肿胀, 观察发现患者皮肤颜色发紫, 请问该如何处理

A. 正常现象, 可不做处理

B. 以最快速度撤去牵引设备

C. 缓慢撤去重量, 打开牵引套

D. 减轻牵引重量

E. 增加牵引重量

A3/A4 型题(4~5 题共用题干)

患者, 张某, 女, 68 岁, 入院诊断"左股骨颈骨折", 行左人工股骨头置换术。

4. 遵医嘱给予左下肢皮牵引, 护士需要注意的有

A. 每次治疗前检查牵引部位皮肤即可

B. 牵引过程中患者可根据舒适与否自行变换体位

C. 牵引体位应保持在外展外旋位

D. 牵引体位为外展中立位

E. 牵引时间为 2 个小时

5. 下列做法**不妥**的是

A. 密切观察病情变化

B. 牵引重量恒定不变

C. 进行心理疏导

D. 可适当进行等长收缩训练

E. 多进食水果蔬菜

【评分标准】

骨科牵引操作评分表

班级＿＿＿＿＿ 姓名＿＿＿＿＿ 学号＿＿＿＿＿ 监考老师＿＿＿＿＿ 得分＿＿＿＿＿

项目	技术要求	A	B	C
准备	仪表：着装规范			
	护士按要求洗手			
	用物准备：齐全、完好			
	环境准备：符合操作要求			
核对、解释	核对患者方法正确			
	解释操作目的			
评估	操作部位：牵引部位皮肤有无破损、炎症；患处有无感觉障碍，伤口敷料固定等情况；患肢末梢血运、感觉、活动情况			
实施操作	携用物至床旁，查对患者及腕带信息			
	协助患者取仰卧位，暴露牵引部位			
	牵引套边缘毛巾保护完好；必要时在骨突处给予泡沫敷料保护，并酌情更换；必要时解开牵引套进行检查			
	将重锤力量缓慢解除，解开牵引套			
	操作者一手紧握患者踝部，给予离心方向与垂直向上方向的合力，另一手轻轻垂直向上抬起腘窝，将患者肢体平抬离床			
	助手借势将牵引套迅速移至牵引部位下方，并保持毛巾平整。依次粘好牵引套粘扣，松紧度以一指为宜，粘扣位置应在肢体内侧或外侧			
	调整扩张板，连接牵引绳，穿过牵引架滑轮后，悬挂重锤			
	观察肢体末梢血运情况：操作者双手分别置于患侧和健侧足背，用手掌感受皮肤温度，查看皮肤颜色；用食指与中指指腹检查患肢皮肤肿胀情况			
	感觉：用叩诊锤在足背皮肤上滑动，询问患者有无麻木、发冷、感觉减退等异常情况			
	活动：指导患者做足的背伸跖屈运动或足趾运动			
操作后	整理用物			
	健康宣教			
	记录			

续表

项目	技术要求	A	B	C
评价	牵引重量适宜，位置正确			
	操作规范熟练、安全有效			
	关爱患者，询问感受			
问题	相关知识提问一			
	相关知识提问二			

项目2　石膏固定技术

【案例】

患者，李某，女，65岁，因跌倒致左腕部外伤伴疼痛畸形后1 h入院。患者生命体征平稳，神志清，左腕部肿胀青紫、压痛阳性、畸形、活动明显受限，末梢血运良好。CT示左侧桡骨远端粉碎性骨折，左侧尺骨茎突骨折、左腕软组织内出血，予二级护理，半流质饮食，抗炎、接骨、补液等对症处理，左上肢复位后以石膏托外固定，左颈腕三角巾悬吊。

【操作目的】

1. 置患肢于功能位，保持有效外固定。
2. 预防患者石膏固定处发生压力性损伤。
3. 协助医生诊断。

【适用范围】

1. 骨折复位后的固定。
2. 关节损伤或脱位复位后的固定。
3. 周围神经、血管、肌腱断裂或损伤，手术修复后的制动。
4. 急、慢性骨、关节炎症的局部制动。
5. 畸形矫正术后矫形位置的维持和固定。

【禁忌证】

1. 全身情况差，如心、肺、肾功能不全，进行性腹水等。
2. 伤口发生或疑有厌氧菌感染。
3. 孕妇禁忌作躯干部大型石膏。
4. 年龄过大、新生儿、婴幼儿及身体衰弱者不宜作大型石膏。

【操作流程】（扫二维码学习）

石膏固定技术操作流程
及沟通语言

【操作注意事项】

1. 石膏干固前可适当提高室温或用灯泡烤箱、红外线照射烘干，但因石膏传热，温度不宜过高，以防灼伤；搬运时避免石膏折断；指导患者体位的调整；寒冷季节注意保温。

2. 石膏干固后注意观察患者的生命体征变化，观察皮肤色泽、温度，石膏边缘处皮肤有无颜色和温度改变，有无压力性损伤，观察石膏固定肢体末端血液循环情况，注意评估"5P"征，有无感染迹象，是否有石膏综合征，注意石膏下有无出血或渗出。

【临床思维分析】

本案例临床思维：患者左腕部肿胀青紫、压痛阳性、畸形、活动明显受限，末梢血运良好，左上肢复位后以石膏托外固定，护士应观察石膏固定处皮肤的状态，以防压力性损伤的形成，观察末梢血运循环，是否有疼痛、苍白、感觉异常、麻痹及脉搏消失，若患者出现以上任何一种异常，表明肢体末梢血液循环或神经受压，应立即通知医生采取有效措施，以免发生严重并发症，石膏固定后每日让患者坚持主动和被动活动，防止肌萎缩、关节僵硬、失用性骨质疏松，指导患者加强未固定部位的功能锻炼。在病情许可的情况下，鼓励患者尽可能生活自理，以增进患者的独立感及自尊。给予相应的饮食及活动指导：多吃清淡易消化的半流质食物，注意休息，减少消耗。石膏固定的肢体血液循环差，寒冷季节应防止冻伤，但不要在未干的石膏上覆盖被褥。针对患者担心病情的情绪，给予相应的心理护理。

【临床常见问题思考】

1. 石膏固定后出现肢端皮肤青紫、发冷或感觉剧烈疼痛、麻木，应如何紧急处理？
2. 上石膏患者的搬运及体位是怎样的？
3. 石膏拆除后应注意什么？

【护考测一测】

A1/A2 型题

1. 患者，赵某，男，57 岁。车祸外伤导致右侧胫腓骨骨折，患者紧急送给医院后，医生给予石膏固定，术后最应注意的是

　　A. 松脱

　　B. 石膏变形

　　C. 骨折再移位

　　D. 血循环受阻

　　E. 压迫性溃疡

2. 患者，王某，男，58 岁，外伤致胫腓骨骨干骨折，入院后给予复位后石膏固定，现患者主诉石膏型内肢体疼痛。下列措施中最恰当的是

　　A. 向疼痛处堵塞棉花

　　B. 给予心理护理，让患者忍耐

　　C. 给予止痛药

　　D. 疼痛处予石膏型开窗

　　E. 不处理，继续观察

3.患者,张某,男,78 岁。骨折后给予石膏固定,术后最常见的并发症为

A.缺血性肌挛缩

B.肢体坏死

C.压力性损伤

D.坠积性肺炎

E.以上均是

A3/A4 型题(4~5 题共用题干)

4.患者,王某,男,53 岁,因肱骨干骨折入院,伤后局部组织肿胀明显。手法复位后行石膏固定。术后应注意观察肢端血运。若有血运障碍,下面表现**不可能**发生的是

A.疼痛

B.发绀

C.肿胀

D.皮温升高

E.脉搏减弱或消失

5.该患者石膏固定 6 周后拆除,此时最易发生的并发症是

A.关节僵硬

B.创伤性关节炎

C.缺血性肌挛缩

D.骨化性肌炎

E.骨折延迟愈合

【评分标准】

石膏固定技术操作评分表

班级_____ 姓名_____ 学号_____ 监考老师_____ 得分_____

项目	技术要求	A	B	C
准备	仪表：着装规范			
	护士按要求洗手、戴口罩			
	用物准备：齐全、完好			
	环境准备：符合操作要求			
核对、解释	核对患者方法正确			
	解释操作目的			
评估	评估患者年龄、病情、意识、治疗情况；评估心理状态及合作程度；评估患者肢体功能和被固定部位皮肤情况			

续表

项目	技术要求	A	B	C
实施操作	体位：摆好患者体位，一般取关节功能位，特殊情况根据需要摆放			
	覆盖衬垫：在石膏固定处的皮肤表面覆盖一层衬垫，可用棉织筒套、棉垫，以防局部受压形成压力性损伤（口诉）			
	浸透石膏：水桶内盛水（水温约 40 ℃），待石膏卷停止冒气泡、完全浸透后，两手持石膏卷两头将其取出，并向中间轻挤，以挤出过多水分			
	石膏包扎			
	捏塑			
	包边			
	标记：用红记号笔在石膏外标记石膏固定的日期及预定拆石膏的日期			
	干燥：石膏一般自然风干；天气较冷时可用热风机吹干			
	开窗：石膏未干时，可在相应部位石膏上开窗。方法为用铅笔划出范围，沿划线向内侧斜切，边切边将切开的石膏向上拉直至切开。已经开窗的石膏须用棉花填塞后包好，或将石膏盖复原后，用绷带加压包紧，以防软组织向外突出			
	整理用物，取舒适体位			
	核对、解释			
	检查、清洁皮肤			
操作后	取舒适体位			
	宣教			
	洗手、记录			
评价	规定时间内完成操作			
	操作规范、熟练，遵守无菌原则			
	关爱患者，沟通技巧佳，询问患者感受			
	医用垃圾和生活垃圾处理正确			
问题	相关知识提问一			
	相关知识提问二			

项目 3　腰背肌功能训练

【案例】

患者，刘某，女，55岁，家庭主妇，平时有腰酸背疼的症状。一周前在家中抬起重物时，突然感到剧烈的腰背痛，并向右下肢放射，只能卧床休息。几天后症状有所缓解，来院就医。门诊 CT 显示：右侧腰 4~5 椎间盘轻度膨出，医生建议其进行腰背肌功能训练。

【操作目的】

1.减轻疼痛。

2.增强腰背肌肌力与耐力，改善脊柱排列及应力分布，增加脊柱稳定性。

3.改善原动肌与拮抗肌之间的平衡，以促进关节的动态稳定性，防止负重关节的退行性改变。

【操作流程】(扫二维码学习)

腰背肌功能训练操作流程
及沟通语言

【操作注意事项】

1.急性期 1 周以内，以卧床休息为主，可以适当垫高下肢以减轻脊柱应力。

2.缓解期逐步开始腰腹肌训练，注意避免腰椎过度屈曲或过伸。每日 2~3 组，每组 10~15 次，每次持续 5~10 s。疼痛缓解后即可开始侧重增加腰背肌功能的锻炼，均在硬板床上进行。

3.指导患者根据指令完成对应动作。

4.训练过程中予以适当保护，注意呼吸配合(不要屏气)。

5.训练过程中，随时关注患者状态，如有不适，应当立即停止训练或者休息后再继续。

6.腰背肌锻炼的次数和强度一定要因人而异，应当循序渐进，逐渐增加锻炼量。如锻炼后次日感到腰部酸痛、不适、发僵等，应适当地减少锻炼的强度和频度，或停止锻炼，以免加重症状。

【临床思维分析】

本案例临床思维：患者提重物后腰部剧烈疼痛并向右下肢放射，影像学资料显示为腰椎间盘膨出。腰椎间盘突出患者目前最主要的症状就是僵硬、根性疼痛麻木与活动受限，我们对于这些症状可有针对性地进行治疗，比如针对放射性疼痛与麻木，可进行腰椎牵引和关节松动，针对肌肉僵硬和活动受限可进行肌肉牵伸。而要想从根本上解决问题，我们必须加强腰椎自身的稳定性，提升腰部肌肉的力量和耐力，协调肌肉间的平衡，促进关节的动态稳定。这就需要进行腰背肌的功能训练，根据患者自身的功能情况，由易到难、由静态到动态循序渐进地进行。腰椎间盘突出多数是由长期的不合理姿势所导致。最初的表现只是姿势不正，弯腰驼背，局部过度受力时间久了会造成软组织的慢性损伤，形成腰肌劳损等慢性腰痛，而腰椎间盘突出则是在此基础之上进一步积累的结果。既然姿势性问题是病因，那么腰椎间盘突出无论是保守治疗，还是手术治疗后的康复，矫正姿势都是不可或缺的，合理的姿势是康复运动的基础和前提。否则，病因不解决，只能是反复发作，恶性循环，越来越重。

【临床常见问题思考】

1. 对于腰椎间盘突出的患者来说，腰背肌功能训练是越早进行越好吗？

2. 治疗效果该如何判定呢？

3. 在进行腰背肌功能训练之前，我们应该进行哪些方面的评估？

【护考测一测】

A1/A2 型题

1. 患者，女性，35 岁。半年前弯腰提重物时突然腰痛，并向右大腿放射。当时检查腰椎凸向左侧，腰活动困难，腰骶部右侧压痛，直腿抬高试验阳性。X 线检查见腰椎向右侧弯曲。现阶段治疗中不必采取的方法是

    A.痛点封闭   B.卧硬板床休息

    C.口服镇痛药物   D.理疗

    E.手术治疗

2. 关于腰椎间盘突出症，下列哪项是正确的

    A.本病指纤维环破裂和髓核突出，压迫和刺激相应水平的一侧和双侧坐骨神经所引起的一系列症状和体征

    B.本病好发于 30~50 岁，体力劳动者或平时锻炼者很少出现

    C.患者一般没有坐骨神经分布区感觉、运动及反射的改变

    D.经有经验医生触诊可诊断

    E.两下肢同时有症状者，一般考虑手术治疗

3. 腰椎间盘突出症下肢放射痛最常见于

    A.坐骨神经分布区   B.闭孔神经分布区

    C.阴部神经分布区   D.股神经分布区

    E.股外侧皮神经分布区

A3/A4 型题(4~5 题共用题干)

患者，男，30 岁，诉搬重物后腰痛 2 天，伴右侧下肢后部放射性疼痛，为持续性钝痛，

阵发性加剧，行走可加重。查体示腰部局限压痛，右侧 Lasegue 征阳性，右足背外侧感觉略减退，双侧膝腱和跟腱反射正常对称。X 线片示 L4~5 椎间隙略窄。

4.该患者最可能的诊断为

A.急性腰扭伤   B.腰肌劳损

C.臀部纤维组织炎   D.髋关节炎

E.腰椎间盘突出症

5.对明确病因最有价值的检查项目是

A.X 线片   B. MRI

C.超声   D.神经传导速度检查

E.肌电图检查

【评分标准】

腰背肌功能训练操作评分表

班级＿＿＿＿　姓名＿＿＿＿　学号＿＿＿＿　监考老师＿＿＿＿　得分＿＿＿＿

项目	技术要求	A	B	C
准备	仪表：着装规范			
	护士按要求洗手			
	用物准备：齐全、完好			
	环境准备：符合操作要求			
核对、解释	核对患者方法正确			
	解释操作目的			
评估	采取舒适体位			
	评估有无影响患者腰背肌训练的因素(疼痛、肌力、关节活动度)			
实施操作	选择在硬板床上进行操作			
	训练过程中予以适当保护，避免加重损伤			
	训练过程中注意呼吸配合(不要屏气)			
	注意训练强度和难度，循序渐进			
	指导患者直腿抬高法操作正确			
	指导患者俯卧头胸后伸法操作正确			
	指导患者俯卧双腿后伸法操作正确			
	指导患者飞燕点水法操作正确			
	指导患者五点支撑法操作正确			
	指导患者三点支撑法操作正确			
	指导患者直立式腰背肌康复训练操作正确			

续表

项目	技术要求	A	B	C
操作后	整理床单位,合理安排体位			
	健康宣教			
	记录			
评价	规定时间内完成操作			
	操作规范、熟练,遵守安全原则			
	关爱患者,询问感受			
问题	相关知识提问一			
	相关知识提问二			

第十三章

产科常见操作

产科常见护理操作对保障母婴安全与健康，促进分娩顺利进行，减少并发症的发生，提高母婴生活质量有着重要意义。腹部四步触诊在产前检查中至关重要，可以全面了解胎儿在子宫内的状况，包括大小、位置、胎位等，并可以评估子宫的大小及形态，为后续的分娩计划和可能的干预提供重要依据，确保分娩过程的安全和顺利，减轻孕妇的紧张情绪。胎心监护可以监测胎儿心率的变化，了解胎儿健康状况、判断分娩进程，并能够及时发现胎儿在宫内的异常情况，如胎儿窘迫、宫内缺氧等，从而保障胎儿的安全。全面的护理操作能够保障孕妇和胎儿的健康，预防疾病的发生，促进母婴的健康。

项目 1 腹部四步触诊技术

【案例】

孕妇，陈女士，26 岁，已婚，孕 39 周 G_1P_0，孕早期、孕中期遵医嘱行为好，现携带围生保健手册来医院进行常规产前检查。自述近日感觉上腹部舒适感较前段时间增加，进食量也增加，呼吸轻快，夜间出现尿频症状。体检：BP122/86 mmHg，体重 76 kg，身高 164 cm。请思考：判断该孕妇的子宫大小、胎产式、胎方位、胎先露及胎先露是否衔接应采用哪项护理技术？

【操作目的】

1. 判断胎产式、胎方位、胎先露及胎先露是否衔接。
2. 了解子宫的大小与孕周是否相符。
3. 估计胎儿大小及羊水量。

【操作流程】（扫二维码学习）

腹部四步触诊技术操作流程
及沟通语言

【操作注意事项】

1.注意保暖(温暖双手)并保护孕妇隐私,护士如为男性,应有女医务人员陪同。

2.护士站于孕妇右侧,前三步手法,护士面向孕妇;第四步手法,护士面向孕妇足端。

3.动作轻柔,注意观察子宫的敏感度,有无腹直肌分离及羊水量的多少。

4.检查过程中注意观察孕妇的反应,有任何不适须及时停止操作,必要时反馈给医生。

【临床思维分析】

1.孕妇孕 39 周 G_1P_0,孕早期、中期检查未提示异常,为正常孕晚期孕妇常规产前检查。护士给予腹部四步触诊,判断胎儿大小与孕周是否相符以及胎先露、胎产式、胎方位,为临床诊断提供客观依据。根据腹部四步触诊检查结果,手测子宫底高度为脐与剑突之间,提示孕妇孕周为 39 周末,该孕妇胎儿大小与孕周相符;护士于子宫底部可触及软、宽、不规则胎臀,在耻骨联合上方触及圆而硬的胎头,胎背位于母体的腹部右前方,提示该孕妇为右枕前位,属于正常胎位。护士对孕妇进行健康教育,如左侧卧位、自数胎动以监测胎儿宫内安危、临产指征等。根据孕妇孕周,预约下次检查时间,指导孕妇下周复诊,有异常情况随时就诊。

2.患者目前处于妊晚期、足月,可以加强分娩准备的健康教育,如识别先兆临产、准备分娩物品、减轻分娩不适的方法等。

【临床常见问题思考】

1.什么叫胎产式?

2.什么叫胎方位?除右枕前位外,还有什么胎方位属于正常胎方位?此胎方位在腹部四步触诊时,检查结果如何?

3.什么叫胎先露?

4.腹部四步触诊时手测子宫底高度可估计胎儿大小及孕周,正常情况下,子宫高度在妊娠多少周时最高?

【护考测一测】

A1/A2 型题

1.孕妇, 32w, 医生行腹部四步触诊法的目的是确定

A.子宫大小、胎产式、宫口扩张程度

B.子宫大小及子宫的敏感度

C.子宫大小、胎方位、骨盆情况

D.子宫大小、胎产式、胎先露、胎方位

E.子宫大小、胎产式、胎先露、胎方位及先露衔接情况

2.关于四步触诊法,下列说法**不正确**的是

A.用四步触诊法检查先露是否衔接,如先露部仍高浮,表示尚未入盆;如已衔接,则

胎先露部不能推动

B.第一步是双手置于子宫底部了解宫底高度,并判断在宫底部的胎儿部分

C.做第二步手法时,护士应面向孕妇足端

D.第三步是右手置于耻骨联合上方,确定先露部是头还是臀

E.如为胎头,则硬而圆且有浮球感,如为胎臀,则软而宽且形状略不规则

【评分标准】

腹部四步触诊法操作评分表

班级_____ 姓名_____ 学号_____ 监考老师_____ 得分_____

项目	技术要求	A	B	C
准备	护士准备:着装规范,按要求洗手			
	孕妇准备:配合操作			
	用物准备:齐全、完好			
	环境准备:安全、舒适,符合操作要求,必要时遮挡屏风			
核对、解释	核对孕妇方法正确			
	解释操作目的、方法、注意事项、配合方法等			
评估	了解孕妇以往检查结果			
	评估孕妇心理状态及合作程度			
	评估孕妇腹壁皮肤及腹壁张力			
实施操作	采取舒适体位,充分暴露孕妇腹部			
	估计胎儿的大小与孕周是否相符			
	判断结果准确			
	确定宫底胎儿部分手法正确			
	判断结果正确			
	确定子宫两侧胎背及肢体手法正确			
	判断结果正确			
	确定胎儿先露部分手法正确			
	判断结果准确			
	判断先露部及其衔接情况手法正确			
	判断结果正确			
操作后	协助孕妇整理衣物,并扶下检查床			
	整理一次性床单位			
	健康宣教,预约下次检查时间			
	洗手记录			

续表

项目	技术要求	A	B	C
评价	操作规范、熟练，全程体现人文关怀			
	规定时间内完成			
	关爱孕妇，询问感受			
	医用垃圾和生活垃圾处理正确			
问题	相关知识提问一			
	相关知识提问二			

项目2　胎心监护技术

【案例】

孕妇，刘女士，33岁，孕32周 G_1P_0，近几日自觉胎动频繁，担心胎儿不安全，来产科门诊就诊。查体：身高160 cm，体重63.4 kg，BP120/70 mmHg。心肺检查未见异常，宫高27 cm，腹围93 cm，胎方位ROA，无宫缩，胎心132次/min。B超检查：单活胎，未见胎儿明显畸形。遵医嘱给予胎心监护，检查结果：胎心率基线130次/min，基线变异6～25次/min，无减速，有2次加速超过15次/min，持续15s。请思考：预测胎儿宫内储备能力应实施哪项护理技术？

【操作目的】

1. 观察并记录胎心率的动态变化。

2. 分析胎心与胎动、宫缩的关系。

3. 推断胎儿宫内安危情况。

【操作流程】（扫二维码学习）

胎心监护技术操作流程
及沟通语言

【操作注意事项】

1. 操作前检查监护仪性能是否良好、打印纸是否充足。

2. 绑带松紧适宜，位置正确。

3. 监护仪探头要轻拿轻放，避免磕碰。

4. 定期用75%乙醇擦拭探头及导线，定期维护。

5. 监护过程中密切观察孕妇，如有胸闷，气短，胎心异常及其他不适，立即调整体位，必要时通知医生。

【临床思维分析】

1. 孕妇孕32周 G_1P_0，因近几日自觉胎动频繁，担心胎儿不安全，来产科门诊就诊。护士遵医嘱给予胎心监护技术，以了解胎儿宫内储备能力，推断胎儿宫内安危情况，为临床诊断提供客观依据。根据正常NST的判读标准，胎心率基线为110～160次/min；基线变异为 6~25 次/min；无减速或偶发变异减速，持续时间<30 s；40 min 内有 2 次或 2 次以上加速超过 15 次/min，持续 15s。结合案例中刘女士胎心监护检查结果，胎心率基线和基线变异均在正常范围，无异常的加速和减速，属于正常情况。护士对孕妇进行健康教育，告知孕妇自数胎动的方法及意义，以监测胎儿宫内安危。

2. 根据孕妇孕周，预约下次检查时间，指导孕妇 1 个月后复诊，有异常情况随时就诊。

【临床常见问题思考】

1. 正常胎心率基线是多少？听诊胎心最清楚的位置是哪里？
2. 胎心监护中，常见的异常胎心率变化是什么？

【护考测一测】

A1/A2 型题

1. 孕妇，35 周，门诊完成胎心监护，结果判断为胎儿心动过缓，依据为

A. 小于 110 次/min 　　　　　　B. 小于 105 次/min

C. 小于 10 次/min 　　　　　　D. 小于 95 次/min

E. 小于 90 次/min

2. 初产妇，37 w，在做胎心监护时发现胎心率有减速发生，于子宫收缩高峰后出现，下降幅度<50 次/min，持续时间长，恢复缓慢。这种胎心监护图提示胎心为

A. 早期减速 　　　　　　B. 变异减速

C. 正常变异频率 　　　　　　D. 晚期减速

E. 异常变异频率

【评分标准】

胎心监护技术操作评分表

班级_____ 姓名_____ 学号_____ 监考老师_____ 得分_____

项目	技术要求	A	B	C
准备	护士准备：着装规范，按要求洗手			
	孕妇准备：配合操作，排空膀胱			
	用物准备：齐全、完好			
	环境准备：安静、舒适、符合操作要求，必要时遮挡屏风			
核对、解释	核对孕妇方法正确			
	解释操作目的及配合要点			
评估	了解孕妇情况			
	了解孕妇以往产检结果			

续表

项目	技术要求	A	B	C
实施操作	协助孕妇上检查床，使孕妇侧卧或半卧于检查床，暴露腹部			
	腹部四步触诊法操作正确			
	判断胎心位置准确			
	放置宫缩探头并固定			
	放置胎心探头并固定			
	指导孕妇手握胎动标记器			
	保持监护仪正常运行			
	把控监护时间，根据情况决定是否延长			
	注意观察孕妇有无不适主诉			
	关闭胎心监护仪，取下探头，松解绑带			
	擦去腹部及探头耦合剂			
	整理好监护仪探头及导线			
操作后	协助孕妇整理衣裤			
	整理一次性床单位			
	告知孕妇检查结果及注意事项			
	健康宣教，预约下次检查时间			
	能识别监护图的异常			
	洗手记录			
评价	规定时间内完成操作			
	操作规范、熟练，全程体现人文关怀			
	关爱孕妇，询问感受			
	医用垃圾和生活垃圾处理正确			
问题	相关知识提问一			
	相关知识提问二			

第十四章

儿科常见操作

儿科常用护理技术在儿童医疗护理中起着至关重要的作用,儿科常见操作的重要性在于能够全面保障患儿的生命安全及身体和心理健康,也是医护人员专业素质的体现,能够帮助护士提供高质量的护理服务,确保儿童得到恰当的治疗和护理,促进他们的康复和健康发展,更是医疗质量管理的重要内容。作为医护人员,要不断学习和提高,为患儿提供更优质的护理服务,也有益于医护人员的职业发展和医疗服务水平的提升。

项目 1　新生儿沐浴法

【案例】

新生儿,男,足月顺产,生后 3 d。一般情况良好,T 36.7 ℃,P 98 次/min,R 22 次/min,护士为其沐浴。

【操作目的】

保持皮肤清洁,协助皮肤排泄和散热,促进血液循环,活动肌肉和肢体,使新生儿舒适。

【操作流程】(扫二维码学习)

新生儿沐浴法操作流程
及沟通语言

【操作注意事项】

1.沐浴过程中,注意观察新生儿面色、呼吸、皮肤、肢体活动等,如有异常,停止操作,及时报告,遵医嘱给予处理。

2.控制好室温和水温,水温不宜过低,以免着凉,也不宜过烫,以免新生儿抗拒或烫伤。另外,不可将新生儿单独留在操作台上,防止坠落伤。

3.注意用毛巾擦干皮肤皱褶处,动作轻柔,减少暴露时间,注意保暖。

4.脐带未脱落者,使用脐带贴保护脐部,避免脐部被水浸泡或污水污染。

5.不可用力去除新生儿头部皮脂结痂,可涂油剂浸润,如液体石蜡、植物油等,待痂皮软化后用新生儿专用洗发液和温水清洗。

【临床思维分析】

本案例临床思维:新生儿沐浴法属于基础护理服务项目。在沐浴前护士要充分做好评估,包括新生儿的病情、皮肤状况、末次进食时间、排泄情况等,满足沐浴条件时方可进行。将室温调节到 26~28 ℃,避免着凉,水温要维持在 37~39 ℃,且要先放冷水,再放热水。物品要准备齐全,操作手法要轻柔,注意对眼部、脐部、会阴部及皱褶部位皮肤的清洁,避免出现新生儿受凉、溺水、烫伤、坠落伤等意外事件。沐浴过程中要时刻关注新生儿的反应,有异常情况时一定要及时停止,并在第一时间给予处理。在新生儿出院前可教会家长沐浴方法,提高家长的新生儿护理知识和技能。

【临床常见问题思考】

1.新生儿沐浴的禁忌证包括哪些?

2.护士为新生儿沐浴前,应如何做好皮肤状况的评估?

3.新生儿沐浴的时长和频次多少最为适宜?

【护考测一测】

A1/A2 型题

1.新生儿,女,20 天。下列沐浴时机选择**错误**的是

A.足月儿   B.生命体征平稳

C.进食前   D.进食 1 h 内

E.排泄大小便后

2.新生儿沐浴最适宜的室温和水温为

A.室温 28~30 ℃,水温 37~39 ℃

B.室温 26~28 ℃,水温 37~39 ℃

C.室温 26~28 ℃,水温 38~40 ℃

D.室温 28~30 ℃,水温 38~40 ℃

E.室温 24~26 ℃,水温 37~39 ℃

3.下列有关新生儿沐浴法的描述**错误**的是

A.浴盆内水量为 2/3 满或 1/2 满

B.新生儿头部皮脂结痂不可用力去除

C.眼部由外眦向内眦清洗

D.脐带未脱落者可用75%酒精擦拭消毒

E.沐浴结束应迅速用大毛巾包裹全身并吸干水分

【评分标准】

新生儿沐浴法操作评分表

班级_____ 姓名_____ 学号_____ 监考老师_____ 得分_____

项目	技术要求	A	B	C
准备	仪表：着装规范			
	用物准备：齐全、完好			
	环境准备：符合操作要求			
核对、解释	核对新生儿方法正确			
	解释操作目的			
评估	询问家长新生儿进食时间			
	评估项目全面			
	评估方法准确			
实施操作	测试水温方法正确			
	清洗头面部时的抱姿正确			
	清洗眼部的方法正确			
	清洗面部的方法正确			
	清洗耳部的方法正确			
	清洗头发的方法正确			
	清洗躯干时的抱姿正确			
	清洗躯干、上肢、下肢、会阴等部位的方法正确			
	清洗背部的方法正确			
	清洗结束从水盆中抱出新生儿的方法正确			
	脐带消毒方法正确			
	涂抹护肤用品的方法正确			
	清洁五官和指（趾）甲的方法正确			
	再次核对新生儿方法正确			
操作后	整理用物			
	健康宣教			
	记录			

续表

项目	技术要求	A	B	C
评价	规定时间内完成操作			
	操作规范、熟练			
	动作轻柔,与新生儿有语言交流,并注意观察新生儿反应			
	医用垃圾和生活垃圾处理正确			
问题	相关知识提问一			
	相关知识提问二			

项目2 新生儿抚触法

【案例】

新生儿，女，足月顺产，生后3天，一般情况良好，T 36.7 ℃，P 98 次/min，R 22 次/min，护士为其抚触。

【操作目的】

1. 促进神经系统的发育，提高免疫力。

2. 加快食物的消化和吸收，减少新生儿哭闹，增加睡眠。

3. 增进新生儿与父母的情感交流，促进新生儿心理健康发育。

4. 促进高危儿和脑性瘫痪患儿的治疗和康复。

【操作流程】(扫二维码学习)

新生儿抚触法操作流程
及沟通语言

【操作注意事项】

1. 根据新生儿状态决定抚触时间，避免饥饿和进食后1 h内进行，避开新生儿感觉疲劳、饥渴或烦躁时，最好在新生儿沐浴后进行，时间10~15 min。

2. 抚触前须温暖双手，将润肤液倒在掌心，在抱新生儿时注意防止手部光滑而使新生儿脱落，造成意外。

3. 抚触时用力要适度，开始时要轻柔，逐渐增加力度，让新生儿慢慢适应。操作中保持微笑，与新生儿有语言交流和目光接触。

4. 脐带未脱落时最好不做腹部抚触。背部抚触时注意将新生儿头偏向一侧，以免影响呼吸。

5. 抚触过程中注意观察新生儿的反应，如果出现哭闹、肌张力增高、兴奋性增加、肤色改变等，应暂停抚触，并酌情处理。

【临床思维分析】

本案例临床思维：皮肤是人体接受外界刺激的最大感受器官，是神经系统的外在感受器。早期抚触是在新生儿脑发育的关键期给脑细胞和神经系统以适宜的刺激，促进新生儿神经系统发育，促进生长及智能发育。新生儿抚触既可以由专业人员操作，也可以由家长来做，由妈妈来做最为适宜，母婴间的情感交流和眼神对视，都是专业抚触人员无法比拟的。因此，护士要对家长做好操作示范和专业指导，让家长能够掌握正确的操作方法、适宜的抚触时间以及注意事项，避免出现意外情况，确保孩子安全。

【临床常见问题思考】

1. 做抚触前都需要做哪些准备工作？

2. 在抚触时多大的力度较为适宜？

3. 做抚触时如何确保新生儿的安全？

【护考测一测】

A1/A2 型题

1. 新生儿抚触的时长最宜为

A. 5~10 min

B. 10~15 min

C. 15~20 min

D. 20~30 min

E. 30~40 min

2. 新生儿抚触的标准顺序是

A. 头面部–胸部–腹部–上肢–下肢–背部

B. 头面部–腹部–胸部–上肢–下肢–背部

C. 头面部–胸部–上肢–腹部–下肢–背部

D. 背部–头面部–胸部–腹部–上肢–下肢

E. 头面部–上肢–胸部–腹部–下肢–背部

3. 下列有关新生儿抚触的描述，**错误**的是

A. 根据新生儿的状态决定抚触时间

B. 抚触过程中注意观察新生儿的反应

C. 抚触最好在进食 1 h 内进行

D. 抚触时用力要适当

E. 抚触时要与新生儿有语言和目光的交流

【评分标准】

新生儿抚触法操作评分表

班级_____ 姓名_____ 学号_____ 监考老师_____ 得分_____

项目	技术要求	A	B	C
准备	仪表：着装规范			
	用物准备：齐全、完好			
	环境准备：符合操作要求			

续表

项目	技术要求	A	B	C
核对、解释	核对新生儿方法正确			
	解释操作目的			
评估	询问家长新生儿进食时间			
	评估项目全面			
	评估方法准确			
实施操作	操作者双手涂润肤油，揉搓双手			
	头面部抚触方法正确			
	胸部抚触方法正确			
	腹部抚触方法正确			
	上肢抚触方法正确			
	提拉手指方法正确			
	下肢抚触方法正确			
	提拉脚趾方法正确			
	背部抚触方法正确			
	再次核对新生儿方法正确			
操作后	健康宣教			
	整理用物			
	记录			
评价	规定时间内完成操作			
	操作规范、熟练			
	动作轻柔，与新生儿有语言交流，并注意观察新生儿反应			
	医用垃圾和生活垃圾处理正确			
问题	相关知识提问一			
	相关知识提问二			

项目 3　光照疗法

【案例】

患儿，女，足月顺产，出生体重 3500 g，于生后半天开始出现面部皮肤轻度黄染，并逐渐加重，至躯干四肢、巩膜黄染。无发热、惊厥，精神及睡眠可。生后开奶，母乳喂养，吃奶较好。大便每日 2~3 次，尿量正常。父亲血型 A 型，母亲血型 O 型，无遗传家族史。血常规：Hb 148 g/L，RBC 4.9×10^{12}/L，WBC 11.6×10^9/L，CRP 3 mg/L，经皮胆红素 18 mg/dL。遵医嘱给予光照疗法。

【操作目的】

1. 治疗新生儿高胆红素血症，降低血清胆红素浓度。
2. 新生儿溶血病的辅助治疗。

【操作流程】（扫二维码学习）

光照疗法操作流程及沟通语言

【操作注意事项】

1. 患儿入箱前须进行皮肤清洁，禁忌在皮肤上涂粉剂和油类。

2. 患儿光疗时随时观察患儿眼罩、尿布有无脱落，注意皮肤有无破损。

3. 患儿光疗时较烦躁，容易移动体位，因此，在光疗过程中，注意观察患儿在光疗箱中的位置，及时纠正不良体位。

4. 患儿光疗时，体温维持在 36.5~37.2 ℃，如体温高于 37.8 ℃或者低于 35 ℃，应暂时停止光疗。

5. 光疗过程中患儿出现烦躁、嗜睡、高热、皮疹、呕吐、拒奶、腹泻及脱水等症状时，及时与医生联系，妥善处理。

6. 光疗超过 24 h 会造成体内核黄素缺乏，一般光疗同时或光疗后应补充核黄素，以防止继发红细胞谷胱甘肽还原酶活性降低导致的溶血。

7. 保持灯管及反射板的清洁，每日擦拭，防止灰尘影响光照强度。

8. 灯管与患儿的距离需遵照设备说明书调节，使用时间达到设备规定时限时必须更换。

【临床思维分析】

本案例临床思维：根据患儿黄疸的出现时间、进展速度、父母的血型以及经皮胆红素值等指标，可以初步判断为"新生儿溶血病"，但还需要对血清总胆红素、患儿的血型等相关指标进行化验检查。该患儿的治疗原则包括一般治疗及护理、光照疗法、药物治疗，必要时给予换血疗法。光照疗法在降低胆红素水平的同时，还会伴随着一些不良反应。因此，对于该项操作的前期准备工作，如对患儿的保护、箱温的预热以及在光疗过程中的病情观察均非常重要。护士要充分了解患儿的病情，掌握光疗的目的及副作用，能够准确、及时地发现和处理患儿在光疗中常见的护理问题。在光疗结束后也要做好光疗箱的清洁消毒工作。

【临床常见问题思考】

1. 光疗的效果与哪些因素有关？
2. 光疗照射时间为多少较为适宜？
3. 停止光疗的标准是什么？

【护考测一测】

A1/A2 型题

1. 光照疗法的副作用**不包括**

A. 发热   B. 腹泻

C. 高血钙   D. 皮疹

E. 青铜症

2. 患儿光疗过程中体温超过多少时，需暂停光疗

A. 37 ℃   B. 37.5 ℃

C. 37.8 ℃   D. 38 ℃

E. 38.5 ℃

3. 下列有关光疗的描述**错误**的是

A. 患儿入箱前须在皮肤上涂润肤油

B. 光疗时需遮挡眼部和会阴部

C. 保证水分及营养供给

D. 光疗超过 24 h 会造成患儿体内核黄素缺乏

E. 严密观察病情，注意副作用

【评分标准】

光照疗法操作评分表

班级＿＿＿＿ 姓名＿＿＿＿ 学号＿＿＿＿ 监考老师＿＿＿＿ 得分＿＿＿＿

项目	技术要求	A	B	C
准备	仪表：着装规范			
	护士按要求洗手、戴口罩			
	用物准备：齐全、完好			
	光疗灯管和反射板清洁无尘，预热温度适宜			
	患儿准备：清洁皮肤，剪短指甲			
	环境准备：符合操作要求			
核对、解释	核对患儿方法正确			
	解释操作目的			
评估	测量患儿体温			
	评估项目全面且准确			
实施操作	更换尿布，除去衣物			
	尿布遮挡会阴面积大小适宜			
	戴手套，穿袜子，戴遮光眼罩			
	眼罩大小适宜			
	患儿置光疗箱位置正确，体位适宜			
	心电监护连接方法正确			
	开光疗灯，记录开始时间			
	巡视频次及观察内容正确			
	更换体位频次及方法正确			
	体温测量频次正确			
	箱温调节方法正确			
	按时喂乳、喂水或遵医嘱补液			
	光疗时保持光疗箱清洁			
	光疗结束，关光疗灯			
	取眼罩、手套及袜子方法正确			
	清洁全身方法正确			
	检查皮肤黄染消退的方法正确			
	再次核对患儿方法正确			

续表

项目	技术要求	A	B	C
操作后	整理用物			
	清洁消毒光疗箱方法正确			
	健康宣教			
	洗手，摘口罩，记录			
评价	规定时间内完成操作			
	操作规范、熟练			
	关爱患儿，适时安抚患儿不良情绪			
	医用垃圾和生活垃圾处理正确			
问题	相关知识提问一			
	相关知识提问二			

项目4 保温箱使用法

【案例】

患儿，男，胎龄35周，生后3天，体重2000 g，今日出现反应差、哭声弱、拒奶、口吐白沫、呼吸浅促，以"新生儿感染性肺炎"为诊断收入院。护士需遵医嘱将其送入保温箱保暖。

【操作目的】

为新生儿创造一个温度和湿度都适宜的环境，以保持患儿体温的恒定，提高未成熟儿的成活率，利于高危新生儿的成长发育。

【操作流程】（扫二维码学习）

保温箱使用法操作流程及沟通语言

【操作注意事项】

1.使用肤控模式时应注意探头是否脱落，以免造成患儿体温不升的假象，导致箱温调节失控。

2.保温箱所在房间室温应维持在24~26 ℃，以减少辐射散热，避免放置在阳光直射、有对流风或取暖设备附近，以免影响箱内温度。

3.操作应尽量在箱内集中进行，如喂奶、更换尿布及检查等，并尽量减少开门次数和时间，以免箱内温度波动。

4.接触患儿前必须洗手，防止交叉感染。

5.注意观察患儿情况和保温箱状态，如保温箱报警，应及时查找原因，妥善处理，严禁骤然提高保温箱温度，以免患儿体温上升造成不良后果。

6.保持保温箱的清洁，每天清洁保温箱，并更换蒸馏水，每周彻底清洁、消毒，定期进行细菌监测。

【临床思维分析】

本案例临床思维：结合该患儿的目前情况，符合入保温箱的条件。操作的关键点是要设置好保温箱的温度，使患儿维持在适中温度。同时，还要做好保温箱的清洁消毒工作，防止交叉感染，如每日清洁保温箱，更换蒸馏水。对于长期使用保温箱的患儿，要每周更换一次保温箱并进行彻底消毒，使用过程中要定期进行细菌学监测。各项治疗、操作尽量集中进行，避免过多搬动和刺激患儿。注意观察保温箱各仪表显示是否正常，一旦出现报警要及时查找原因并给予处理，必要时切断电源，请专业人员进行维修。

【临床常见问题思考】

1. 患儿在何种情况下需要入保温箱？
2. 患儿出保温箱需满足哪些条件？
3. 保温箱温度应如何设置？

【护考测一测】

A1/A2 型题

1. 接收患儿前应根据下列哪项指标设置预热保温箱温度
A. 胎龄、体重　　　　　　　　B. 日龄、体重
C. 胎龄　　　　　　　　　　　D. 日龄
E. 体重

2. 使用中的保温箱应多久更换一次
A. 每天更换 1 次　　　　　　　B. 每周更换 2 次
C. 每周更换 1 次　　　　　　　D. 每两周更换 1 次
E. 每月更换 1 次

3. 有关保温箱，下列选项**错误**的是
A. 使用中随时观察使用效果
B. 入箱操作和检查前均应洗手
C. 各项操作应集中进行
D. 患儿体温不升，可骤然提高温度
E. 温箱应保持清洁

【评分标准】

保温箱使用法操作评分表

班级_____ 姓名_____ 学号_____ 监考老师_____ 得分_____

项目	技术要求	A	B	C
准备	仪表：着装规范			
	护士按要求洗手、戴口罩			
	用物准备：齐全、完好			
	患儿准备：穿单衣，裹尿布			
	环境准备：符合操作要求			
核对、解释	核对患儿方法正确			
	解释操作目的			

续表

项目	技术要求	A	B	C
评估	保温箱处于备用状态			
	评估项目全面			
	评估方法准确			
实施操作	保温箱水槽加入水量适宜			
	检查保温箱各项显示正常			
	温箱预热温度设置适宜			
	置患儿于舒适体位			
	温度探头放置位置和方法正确			
	巡视患儿频次和观察内容正确			
	评估患儿达到出箱条件正确			
	再次核对患儿方法正确			
	为患儿穿好衣物出箱			
	关闭保温箱开关,切断电源			
操作后	健康宣教			
	整理用物			
	清洁消毒保温箱方法正确			
	洗手,摘口罩,记录			
评价	规定时间内完成操作			
	操作规范、熟练			
	关爱患儿,适时安抚患儿不良情绪			
	医用垃圾和生活垃圾处理正确			
问题	相关知识提问一			
	相关知识提问二			

项目 5　儿童气道异物清除技术

【案例】

儿童，女，2 岁，突然出现面色潮红、口唇指甲青紫，且有呛咳，此时，应如何施救？

【操作目的】

用特定的手法驱使肺内残留的空气形成气流快速进入气管，去除堵在气管口的食物或异物。

【操作流程】（扫二维码学习）

儿童气道异物清除技术操作流程
及沟通语言

【操作注意事项】

1. 如患儿已失去知觉，施救者不应实施气道异物清除术，而应立即按照心搏骤停基础生命支持流程施救。如通气时患儿胸部无起伏，应重新摆放头部位置，注意开放气道，再次尝试通气。每次打开气道进行通气前，应检查口腔，查看有无可见异物，如发现易于移除的异物，应小心移除；如异物清除困难，通气仍未见胸廓起伏，应采取进一步的抢救措施开通气道，如 Kelly 钳，Magilla 镊，环甲膜穿刺/切开术。

2. 禁忌盲目清除异物。对无法看到的异物，切勿盲目地用手指去抠除，以免造成进一步的梗阻或损伤。

3. 在实施海姆立克法时，要注意施力方向，不要挤压胸部，防止胸部和腹内脏器损伤。

【临床思维分析】

本案例临床思维：气道异物梗阻是一种急症，患儿可能发生气道部分梗阻或完全梗阻，特别是在完全梗阻时，如不及时处理数分钟内就可导致死亡。因此，快速识别气道异物梗阻是抢救成功的关键，需要掌握气道异物梗阻的判断方法。确定存在梗阻后，要立即采用正确的方法实施救治。实施腹部冲击法时定位要准确，力度大小和方向要正确。同时，也要加强对广大婴幼儿家长有关气道异物梗阻预防和处理相关知识的科普宣传，以避免或减少意外的发生。

【临床常见问题思考】

1. 何谓海姆立克法？

2. 单人对气道异物梗阻者施救时，正确的站位救护方法是什么？

3. 为预防气道异物梗阻的发生，应如何对患儿家长进行宣教？

【护考测一测】

A1/A2 型题

1. 气道异物梗阻的特殊表现为

A. 呼吸困难

B. "V"形手势

C. 剧烈咳嗽

D. 面色发绀

E. 昏迷倒地

2. 气道异物梗阻腹部冲击法用力的方向为

A. 向内向上

B. 向内向下

C. 向外向上

D. 向外向下

E. 与腹壁垂直

3. 婴儿发生气道异物梗阻时采用的急救方法是

A. 咳嗽法

B. 卧位腹部冲击法

C. 背部冲击法/胸部冲击法

D. 立位胸部冲击法

E. 立位腹部冲击法

【评分标准】

儿童气道异物清除技术操作评分表

班级＿＿＿＿＿姓名＿＿＿＿＿学号＿＿＿＿＿监考老师＿＿＿＿＿得分＿＿＿＿＿

项目	技术要求	A	B	C
准备	仪表：着装规范			
	护士按要求洗手			
	用物准备：齐全、完好			
	环境准备：符合操作要求			

续表

项目	技术要求	A	B	C
实施操作	判断气道异物梗阻方法正确			
	询问患儿感受方法正确			
	施救者体位正确			
	施救方法选择正确(海姆立克法或拍背/冲胸法)			
	海姆立克法:拳放置位置正确			
	海姆立克法:拳冲击方向正确			
	海姆立克法:拳冲击力度适宜			
	拍背法:婴儿姿势放置正确			
	拍背法:施救者托婴儿手法正确			
	拍背法:拍背方法正确			
	拍背法:拍背次数适宜			
	冲胸法:婴儿姿势放置正确			
	冲胸法:胸部按压位置正确			
	冲胸法:胸部按压手法正确			
	冲胸法:胸部按压次数适宜			
	检查患儿口中是否有异物排出的时机正确			
	取出患儿口中排出异物的方法正确			
	观察患儿反应的方法正确			
	如患儿失去知觉,判断和处理方法正确			
操作后	健康宣教			
	记录			
评价	规定时间内完成操作			
	操作规范、熟练			
	急救意识强、动作敏捷			
	动作不粗暴,患儿无损伤			
	关爱体贴患儿			
问题	相关知识提问一			
	相关知识提问二			

第十五章

眼科护理技术操作

项目1　滴眼药水法

　　眼睛是心灵的窗户，不仅承载着我们对世界的观察，也是我们表达情感的重要途径。然而，现代生活中无处不在的电子屏幕、眼部疾病或外伤等因素，使得滴眼药水、涂眼药膏成为我们预防或治疗眼部疾病常用的方法。

　　眼药水是眼科最常用的药物剂型之一。眼球组织结构具有特殊性，给眼睛局部滴用眼药水，药物直接和眼球接触，用药量小而局部浓度较高，能保持有效浓度的药物进入眼内。眼药膏是药物与眼膏基质混合制成的一种半固体的无菌制剂。眼药膏在结膜囊内保留时间较长，药物可被较充分地吸收，药效作用持久，可减轻眼睑对角膜、结膜的摩擦，并可预防睑球粘连的发生。滴眼药水和涂眼药膏都是在眼睛局部用药，因此起效快，全身副作用少，操作较安全、简单。

　　因此，了解并掌握正确的滴眼药水和涂眼药膏的方法，对于护理人员和患者来说都是至关重要的。

【案例】

　　患者，林某，女，60岁，自诉2年来出现右眼视物模糊不清，逐渐加重，近1个月只能辨认数指。专科检查：视力为右眼指数/30 cm，左眼0.6。右眼晶状体呈乳白色混浊。诊断：右眼老年性白内障。入院后，拟行右眼白内障摘除术。术前3 d，医嘱：右眼0.3%盐酸左氧氟沙星滴眼液，每日4次，1~2滴/次。

【操作目的】

　　1.用于预防、治疗眼部疾病。
　　2.用于散瞳、缩瞳及表面麻醉等。

【操作流程】（扫二维码学习）

滴眼药水法操作流程及沟通语言

【操作注意事项】

1.滴药前，操作者要先洗手，应严格查对姓名、眼别，检查药物药名、浓度性状及质量；混悬液要充分摇匀后再使用。

2.滴药时，滴管口或瓶口应距眼睑 2~3 cm，勿触及其他部位，以免污染；药液勿直接滴在角膜上；双眼同时滴药，应先滴健侧后滴患侧，先轻后重，避免两眼间交叉感染。滴药动作应轻柔。

3.滴用散瞳、缩瞳或毒性较大药物时，滴后即用棉球压迫泪囊区 2~3 min，尤其儿童更应注意压迫，以免药液经鼻腔黏膜吸收引起中毒反应。

4.滴完药液后，嘱患者不能用力闭眼，以防药液外溢；勿压迫眼球，尤其是角膜有溃疡和伤口的患者。

5.传染性眼病患者眼药水及用物应单独使用，按照消毒制度执行。

【临床思维分析】

本案例临床思维：本案例患者只需要滴一种眼药水，按照操作流程进行操作即可。若患者需要同时滴数种药液，应先滴刺激性弱的药物，再滴刺激性强的药物，每次每种药物间隔 5~10 min；若患者需要同时使用眼药水与眼药膏，应先滴眼药水后涂眼药膏。

【临床常见问题思考】

1.如何避免某些眼药水引起患者中毒反应？
2.如何对使用散瞳眼药水的患者进行护理指导？

【护考测一测】

A1/A2 型题

1.滴眼药水的注意事项中**错误**的是

A.眼药应滴在结膜囊内

B.勿压迫眼球

C.瓶口距离眼睑 2~3 cm

D.先涂眼药膏，再滴眼药水

E.双眼同时滴药，应先滴健侧后滴患侧

2.滴眼药水的目的正确的是

A.预防眼部疾病　　　　　　　　　B.治疗眼部疾病

C.散瞳和缩瞳　　　　　　　　　　D.表面麻醉

E.以上都是

【评分标准】

滴眼药水操作评分表

班级_____　姓名_____　学号_____　监考老师_____　得分_____

项目	技术要求	A	B	C
准备	仪表：着装规范、衣帽整齐			
	护士按要求洗手			
	用物准备：齐全、完好			
	环境准备：符合操作要求			
核对、解释	核对患者方法正确			
	解释操作目的、方法			
评估	采取舒适体位			
	评估患者年龄、意识、身体状况、自理能力			
	评估患者患眼情况			
实施操作	取舒适体位			
	清洁患眼方法正确			
	二次核对患者方法正确			
	患者下颌抬起，头后仰，双眼向头顶方向注视			
	取下滴眼液瓶盖，将眼药滴入弯盘一滴			
	距离患眼2~3 cm，将药液滴入结膜下穹1~2滴			
	滴药后擦干患眼方法正确			
操作后	整理用物，取体位			
	正确区分生活垃圾和医用垃圾			
	健康宣教			
	记录			
评价	规定时间内完成操作			
	操作规范、熟练			
	关爱患者，询问感受			
	医用垃圾和生活垃圾处理正确			
问题	相关知识提问一			
	相关知识提问二			

项目2　涂眼药膏法

【案例】

患者，陈某，男，68岁，自诉3年来出现左眼视物模糊不清，逐渐加重，近1个月只能辨认数指。专科检查：视力为右眼0.6，左眼指数/30 cm。左眼晶状体呈乳白色混浊。诊断：左眼老年性白内障。入院后，拟行左眼白内障摘除术。术前3 d晚，医嘱：左眼复方妥布霉素眼膏，睡前用，1 cm/次。

【操作目的】

1.用于防治眼部疾病，通常在睡前和手术后使用。

2.用于眼睑闭合不全、绷带加压包扎前需保护角膜以及需做睑球分离的患者。

【操作流程】(扫二维码学习)

涂眼药膏法操作流程及沟通语言

【操作注意事项】

1.如果使用玻璃棒涂眼药膏，应确保玻璃棒光滑、无破损。

2.涂眼药膏时动作应轻柔，不要将睫毛卷入结膜囊内。

3.眼膏软管不应触及眼睑或睫毛，避免污染眼膏。

4.眼药膏比眼药水在结膜囊内停留时间长，作用时间久，可减少用药次数，但眼药膏影响视力，应在睡前或手术后使用。

【临床思维分析】

本案例临床思维：本案例患者只需要单侧患眼涂眼药膏，按照操作流程进行操作即可。假如患者双眼均需涂眼药膏，应该使用玻璃棒涂眼药膏来避免交叉感染，方法为用玻璃棒蘸取眼药膏少许，将蘸有适量眼药膏的玻璃棒平放于结膜下穹，嘱患者闭眼，水平旋转抽出玻璃棒。

【临床常见问题思考】

1.简述同时使用多种眼药时的注意事项。

2.软管法与玻璃棒法涂眼药膏的区别是什么？

【护考测一测】

A1/A2 型题

1.涂眼药膏时通常应将眼药膏挤入眼的何处

A.结膜上穹 　　　　　　　　　B.结膜下穹

C.内眦 　　　　　　　　　　　D.外眦

E.角膜

2.涂眼药膏的注意事项正确的是

A.管口可以轻微触及睫毛及睑缘

B.患者取坐位,头向健侧倾斜

C.对眼球穿通伤的患者,操作者勿按压其眼球

D.眼药膏因其作用时间久,宜在白天使用

E.涂多种眼药膏时先涂刺激性强的药物,再涂刺激性弱的药物

【评分标准】

涂眼药膏操作评分表

班级_____姓名_____学号_____监考老师_____得分_____

项目	技术要求	A	B	C
准备	仪表:着装规范、衣帽整齐			
	护士按要求洗手			
	用物准备:齐全、完好			
	环境准备:符合操作要求			
核对、解释	核对患者方法正确			
	解释操作目的、方法			
评估	采取舒适体位			
	评估患者年龄、意识、身体状况、自理能力			
	评估患者患眼情况			
实施操作	取舒适体位			
	清洁患眼方法正确			
	二次核对患者方法正确			
	患者下颌抬起,头后仰,双眼向头顶方向注视			
	打开瓶盖,取棉签,挤出少量眼药膏于棉签上弃去			
	右手持眼药膏与眼裂平行,将眼药膏挤入结膜下穹			
	涂药后嘱患者轻轻闭合眼睑 3~5 min,用消毒棉签轻轻按摩上眼睑,擦拭溢出的眼药膏			

续表

项目	技术要求	A	B	C
操作后	整理用物，协助患者取舒适体位			
	正确区分生活垃圾和医用垃圾			
	健康宣教			
	记录			
评价	规定时间内完成操作			
	操作规范、熟练			
	关爱患者，询问感受			
	医用垃圾和生活垃圾处理正确			
问题	相关知识提问一			
	相关知识提问二			

第十六章

急危重症护理技术操作

急危重症护理技术作为临床护理的核心技能，对于挽救患者生命至关重要。这些技术包括但不限于伤口包扎固定、洗胃、除颤、人工气道护理、心肺复苏、机械通气等。每项技术都要求护士具备高度的专业知识、精湛的操作技能以及强大的心理承受能力。在实施急危重症护理技术操作时，护理人员需熟练掌握各项操作流程，保持冷静，迅速响应，并根据患者的具体情况灵活调整护理方案。通过高效的团队协作和精准的技术操作，能够最大限度地提高抢救成功率，减少并发症，促进患者的快速康复。在现代医疗体系中，急危重症护理技术不仅是急救和重症监护的重要组成部分，还是提高整体护理质量和患者生存率的重要保障。

项目1 伤口包扎固定

【案例】

患者，李某，男，46岁，发生车祸受伤，呼叫"120"，急救人员到达现场。患者 T 36.7 ℃，P 88 次/min，R 24 次/min，BP 115/62 mmHg，神志清楚。头皮擦伤、有少量暗红色血液渗出；右前臂可见暗红色血液渗出，活动受限；右小腿骨折。医嘱予包扎固定，急救护士口头复述核对完医嘱后，立即执行操作。

【操作目的】

一、包扎目的

1. 保护伤口，防止进一步污染。
2. 压迫止血、减轻疼痛。
3. 保护脏器、血管、神经、肌腱等重要结构。
4. 固定敷料和骨折位置，以利于转运。

二、固定目的

1. 制动，减轻疼痛。
2. 避免骨折断端处血管、神经、周围组织的继发损伤。
3. 便于转运。

【操作流程】（扫二维码学习）

伤口包扎固定操作流程及沟通语言

【操作注意事项】

一、伤口包扎注意事项

1. 做好防护：禁止用未戴手套的手直接触及伤口。包扎时伤肢取功能位，皮肤皱褶处与骨隆突处要用棉垫或纱布做衬垫。
2. 处理伤口：包扎前应先检查伤口，简单清创并盖上消毒敷料。避免用水冲洗伤口（有特殊处理要求的伤口除外）；保护好脱出体外的内脏，禁止还纳。
3. 注意血液循环：包扎方向应从远心端向近心端，以利于静脉血液回流。包扎四肢时，应将指（趾）端外露，以便于观察血液循环、神经和运动功能（手指、足趾末端损伤者）。
4. 打结位置恰当：部分包扎法要打结，结应放在肢体外侧面，严禁打在伤口、骨隆突处和易于受压的部位。
5. 包扎效果确切：包扎要牢固，松紧适宜。包扎部位要准确、严密，不遗漏伤口。有包扎过紧的表现时（如指端皮肤发紫、麻木或感觉消失）应立即松解，重新包扎。

二、固定术注意事项

1. 先救命再固定：对严重创伤伤员先评估其意识、呼吸、脉搏及大出血情况，优先处理致命损伤。如有出血和伤口，应先止血和包扎，再行骨折固定术。露出的骨折断端在未经清创时不可还纳至伤口内。
2. 加足衬垫：夹板不可直接接触皮肤，其间要加衬垫，尤其在夹板两端、骨隆突处和悬空部位应加厚垫。
3. 夹板长度合适：夹板长度与宽度要与骨折的肢体相适应。夹板长度须超过骨折上、下两个关节，即"超关节固定"原则；固定时除骨折部位上、下两端外，还要固定上、下两

221

个关节。

4.固定效果确切、便于观察：固定应松紧适度，牢固可靠，但不影响血液循环。固定四肢时，要将指(趾)端露出，以便观察末梢血液循环、感觉、运动情况。

5.注意保护患肢：固定后应尽量避免不必要的活动。

【临床思维分析】

本案例临床思维：严重创伤威胁患者生命，常累及多系统多部位，主要有"三个死亡高峰"，第一死亡高峰为伤后数分钟内，约占死亡人数的50%；第二死亡高峰为伤后数分钟到数小时后内，约占死亡人数的30%，多数死于急诊室；第三死亡高峰为伤后数天至数周，约占死亡人数的20%，主要在院内重症监护室。第二死亡高峰受院前急救和医院急诊科救治的影响较大，这一阶段的救治质量和速度将直接关系到患者的生死存亡。伤后1 h又被称为"黄金1 h"，越早给予确切的治疗，患者预后越好。具体处置创伤患者应遵循优先顺序原则，首先保障气道、呼吸、循环的安全，通过有针对性的快速评估，判断患者气道、呼吸、循环是否稳定，任何一处有问题都应立即采取措施进行生命支持。随后，通过评估具体创伤部位的伤情，判断严重程度并采取相应的救治与护理措施。

【临床常见问题思考】

1.什么是多发伤？多发伤的急救原则是什么？

2.复合伤致伤特点是什么？

【护考测一测】

A1/A2 型题

1.创伤的死亡三个高峰时间中受院前急救和医院急诊科救治影响较大的是

A.第一死亡高峰

B.第三死亡高峰

C.第一、二死亡高峰

D.第二、三死亡高峰

E.第二死亡高峰

2.患者，女性，46岁。被汽车撞伤10 min后入院，昏迷，面色苍白，血压测不到，呼吸慢，心跳微弱，诊断腹腔内出血，骨盆骨折、阴道出血，请判断她属于

A.联合伤

B.多处伤

C.复合伤

D.多发伤

E.单发伤

3.关于创伤伤员的伤口处理原则，**错误**的是

A.伤口内的异物不能随意去除

B.创面中外露的骨折端不能回纳

C. 腹内组织或脏器脱出，直接包扎

D. 骨折要临时固定

E. 脑组织脱出时，应先在伤口周围加垫圈保护脑组织，不可加压包扎

【评分标准】

伤口包扎固定操作评分表

班级_____姓名_____学号_____监考老师_____得分_____

项目		技术要求	A	B	C
准备		仪表：着装、个人防护规范			
		护士按要求洗手、戴口罩和手套			
		用物准备：齐全、完好，在有效期内			
核对		核对患者方法正确			
评估		评估患者基本情况			
		评估患者心理状态			
		评估环境			
实施操作	头顶部三角巾包扎	取舒适体位，选择合适的敷料			
		将三角巾底边折叠成约两横指宽			
		在枕骨下方交叉，压住顶角后再绕到前额中央齐眉处打结固定（齐眉、露耳、枕后交叉、额前打结）			
		将顶角拉紧，折叠后翻塞入底边内			
	前臂包扎固定	取舒适体位，选择合适的敷料			
		使用绷带固定：起始方法正确			
		选择合适的绷带包扎方法			
		根据情况选择合适固定方法			
		固定方法正确			
		保持患者肢体功能位			
		观察血运情况，打结位置正确			
	小腿骨折固定	根据情况选择合适固定方法			
		固定方法正确			
		保持患者肢体功能位			
		观察血运情况，打结位置正确			

续表

项目	技术要求	A	B	C
操作后	整理用物			
	健康宣教			
	洗手、记录			
评价	规定时间内完成操作			
	整体要求平整、牢固并松紧适宜，遵循包扎固定原则			
	操作规范、熟练			
	关爱患者，询问感受			
	医用垃圾和生活垃圾处理正确			
问题	相关知识提问一			
	相关知识提问二			

项目2　伤口换药

【案例】

患者，王某，女，45岁，阑尾炎手术术后第3 d，患者意识清醒、生命体征平稳、已下床活动排气，护士遵医嘱为其实施换药护理。

【操作目的】

1. 观察伤口。
2. 保持伤口清洁，预防、控制伤口感染。
3. 促进伤口愈合。

【操作流程】（扫二维码学习）

伤口换药操作流程及沟通语言

【操作注意事项】

1. 严格执行无菌操作技术及查对制度。凡接触伤口的物品，均须无菌，防止污染及交叉感染，清理伤口时两镊子不可交叉使用；各种无菌敷料从容器内取出后，不得放回，污染的敷料须放入弯盘或污物桶内，不得随便乱丢。明确物品的无菌区和非无菌区，不得跨越无菌区。

2. 换药顺序为先无菌伤口，后感染伤口。对特异性感染伤口，如气性坏疽、破伤风等，应在最后换药或指定专人负责，严格执行消毒隔离制度。

3. 取内层敷料时，为减轻患者疼痛感，揭除方向应与伤口走行方向平行，动作应轻柔。

【临床思维分析】

本案例临床思维：患者诊断为"阑尾炎"，术后第3 d，生命体征正常，神志清楚，术后伤口为清洁伤口，按照清洁伤口的换药流程进行换药操作，换药时注意观察伤口有无红肿、化脓，观察范围大小，根据伤口特点，给予相应处理。同时予患者饮食护理，排气后进食高蛋白、易消化、富含维生素的食物，禁食油炸、辛辣、刺激性食物，以促进伤口愈合。指导患者进行有效咳嗽，咳嗽时轻轻按压伤口，减少张力，以免牵拉引起疼痛。

【临床常见问题思考】

1. 伤口换药时间如何确定？
2. 伤口换药的原则是什么？

【护考测一测】

A1／A2 型题

1. 伤口换药时，分泌物干结黏着，应选择的液体浸润敷料是

A. 75% 酒精   B. 生理盐水

C. 碘伏   D. 双氧水

E. 洗必泰

2. 伤口换药时，周围皮肤消毒范围是

A. 1 cm   B. 2 cm

C. 3 cm   D. 4 cm

E. 5 cm

3. 给感染伤口换药时周围皮肤消毒应

A. 从外向内   B. 从内向外

C. 任意方向   D. 没要求

E. 来回擦拭

【评分标准】

伤口换药操作评分表

班级＿＿＿＿ 姓名＿＿＿＿ 学号＿＿＿＿ 监考老师＿＿＿＿ 得分＿＿＿＿

项目	技术要求	A	B	C
准备	仪表：着装规范			
	护士按要求洗手、戴口罩			
	用物准备：齐全、完好、在有效期内			
	环境准备：符合操作要求			
核对、解释	核对患者方法正确			
	解释操作目的			
评估	评估患者基本情况			
	评估患者伤口情况			

续表

项目	技术要求	A	B	C
实施操作	核对患者方法正确			
	采取舒适体位，暴露伤口			
	备胶布，戴手套，铺治疗巾			
	移去外层敷料方法正确，放置位置正确			
	用无菌镊轻轻揭去内层敷料方法正确			
	观察伤口的情况			
	夹取消毒棉球方法正确			
	伤口消毒方法正确			
	用无菌敷料覆盖并固定方法正确			
	协助取舒适体位			
操作后	整理用物			
	健康宣教			
	记录			
评价	规定时间内完成操作			
	操作规范、熟练，遵守无菌原则			
	关爱患者，询问感受			
	医用垃圾和生活垃圾处理正确			
问题	相关知识提问一			
	相关知识提问二			

项目3 洗胃术

【案例】

刘女士，34 岁，于 20 min 前因家庭矛盾自服农药，被家人紧急送诊，来诊途中腹痛、恶心并呕吐 1 次，呕吐物有蒜臭味。查体：T 36.5 ℃，P 60 次/分，R 24 次/分，BP 120/80 mmHg，神志尚清，皮肤湿冷，瞳孔缩小，两肺散在湿啰音，腹平软，肝脾未触及。诊断：急性有机磷农药中毒。医嘱：生理盐水洗胃。

【操作目的】

1. 清除胃内未被吸收的毒物。
2. 减轻黏膜水肿，预防感染。
3. 为某些手术和检查做准备。

【操作流程】（扫二维码学习）

洗胃术操作流程及沟通语言

【操作注意事项】

1. 插管时，动作轻柔，切勿损伤食管黏膜或误入气管。

2. 中毒物质不明时，及时抽取胃内容物送检，应用温开水或生理盐水洗胃，待毒物性质明确后再选用相应拮抗剂洗胃。

3. 吞服强酸强碱等腐蚀性药物者，切忌洗胃，以免穿孔。可按医嘱给予药物或迅速给予物理性对抗剂，如牛奶、豆浆、蛋清、米汤等保护胃黏膜；胃癌、肝硬化伴食管静脉曲张、主动脉瘤及消化性溃疡患者不宜洗胃。

4. 中毒患者洗胃灌洗液的温度为 25～38 ℃，不可过高或过低；每次灌洗量 300～500 mL 为宜。

5. 为幽门梗阻患者洗胃时，需记录胃内潴留量，以了解梗阻情况供临床输液参考。洗胃宜在饭后 4～6 h 或空腹时进行。

6. 洗胃过程中，严密观察生命体征，洗出液的颜色、气味，出入量的平衡情况。如有呕吐物，要保持呼吸道通畅，防止窒息；如有呼吸道分泌物增多或缺氧，应先吸痰、吸氧或气管插管保护气道，再插管洗胃；如有血性洗出液或患者感到腹痛、血压下降，应立即停止洗胃，通知医生给予处理；如有呼吸心跳停止，应立即予心肺复苏，后洗胃。

7. 了解患者心理状态，对有自杀倾向者，需 24 h 床旁陪护，加强心理护理，必要时请心理医生进行专业疏导。

【临床思维分析】

本案例临床思维：对于急性中毒的患者，尤其是有机磷农药中毒，应详细了解中毒史，确定毒物种类以选择灌洗液，毒物不明情况时首选生理盐水或清水进行洗胃。本案例患者来诊途中有恶心、呕吐，衣物皮肤均有毒物沾染，护理人员应注意分工协作，在准备洗胃用物同时予积极处理，以减少毒物经皮肤黏膜二次吸收。密切观察病情，有机磷农药中毒患者腺体分泌增加，洗胃过程中要注意保持气道通畅，洗胃宜采取小液量低压力方式，注意液量平衡，防止并发症的发生。针对患者及家属担心预后的情绪，积极安抚，正向引导，给予相应的心理护理。

【临床常见问题思考】

1. 清醒患者采取左侧卧位洗胃的意义是什么？
2. 为什么在洗胃过程中要注意液量平衡？
3. 胃管置入途径有哪几种，如何选择？

【护考测一测】

A1/A2 型题

1. 洗胃时每次入胃的液体量是

A. 100~200 mL
B. 200~300 mL
C. 300~500 mL
D. 500~700 mL
E. 800~1000 mL

2. 洗胃时有血性液体流出的患者感到腹痛时应

A. 尽快完成洗胃
B. 暂停后缓慢洗胃
C. 立即停止洗胃并通知医生
D. 减少每次进胃液量
E. 调低进胃压力，继续洗胃

3. 敌百虫中毒时，不宜采用碱性溶液洗胃的原因是

A. 会生成毒性更强的敌敌畏
B. 损伤胃肠道黏膜
C. 抑制毒物分解
D. 增加毒物溶解度
E. 减缓毒物排出

4. 给急性中毒患者洗胃时，下列哪项措施**不妥**

A. 选择大口径且有一定硬度的胃管
B. 胃管插入深度为鼻尖到剑突
C. 首次抽吸留取胃内容物标本
D. 严密观察生命体征
E. 保持呼吸道通畅

【评分标准】

洗胃术操作评分表

班级_____ 姓名_____ 学号_____ 监考老师_____ 得分_____

项目	技术要求	A	B	C
准备	护士仪表：着装规范、举止端庄、态度和蔼、动作迅速			
	患者准备：取下眼镜、义齿，协助排便，必要时适当约束			
	用物准备：齐全、规范，开机预检，洗胃溶液温度合适			
	环境准备：符合操作要求，注意隐私保护			
核对、解释	核对患者方法正确			
	安抚患者、解释操作目的			
评估	评估病情及神志			
	了解有无洗胃禁忌证			
	评估患者口、鼻腔黏膜情况			
	了解患者心理，评估配合程度			
实施操作	安置合适体位			
	检查胃管是否通畅			
	测量胃管长度方法正确			
	指导患者配合，插管方法正确			
	胃管置入深度准确			
	证实胃管在胃内方法正确			
	胃管固定牢固			
	洗胃机各部件连接正确			
	洗胃液温度、浓度、量适宜			
	洗胃机使用方法正确（不能同时按两个功能键或空机运转）			
	拔除胃管时机、方法正确			
	关注患者感受，及时处理洗胃过程中出现的问题			
操作后	帮助患者漱口、擦净面部，整理床单位			
	健康宣教			
	洗手并记录			
评价	规定时间内完成操作			
	操作规范、熟练，遵守无菌原则			
	关爱患者，询问感受，给予指导			
	医用垃圾和生活垃圾处理正确			
问题	相关知识提问一			
	相关知识提问二			

项目4　除颤技术

【案例】

患者,张某,男,52 岁,20 min 前晨跑后自觉心前区不适,由家人陪伴步入急诊科。护士检查心电图过程中,患者突然发生抽搐,随后意识丧失,呼吸停止,心电图显示心室颤动。立即给予心肺复苏,同时通知医生进行抢救。

【操作目的】

通过释放足够电能使全部心肌瞬间除极化,消除所有可能存在的折返通道,使自律性最高的窦房结重新获得主导地位,恢复窦性心律。

【操作流程】(扫二维码学习)

除颤技术操作流程及沟通语言

【操作注意事项】

1. 除颤时,电极板不能放在心电图导联线和电极片上,粘贴心电监护电极片时应事先避开放置除颤电极板的位置。

2. 两块电极板之间的距离应超过 10 cm,如患者带有植入性起搏器,应避开起搏器至少 10 cm,复苏成功后重新检查起搏器功能。

3. 除颤时应使用除颤专用导电糊,不可用超声检查的耦合剂替代。导电糊涂抹要适量,过少可至胸壁烧伤,过多则使电流分散、除颤无效。

4. 胸毛过多会影响电极板与胸壁的接触,除颤前应予以剔除;两电极板之间的皮肤应保持干燥,以免灼伤。

5. 放电前一定确保清场,任何人不接触患者、病床及与患者接触的物品,操作者注意自身安全,除颤时切勿站在有水的地板处。

6. 除颤仪开机时,默认心电示波为 PADDLES 导联,操作者可根据实际需要调节导联。

7. 患者出现心搏骤停应争分夺秒进行除颤,在完成除颤准备前立即行高质量 CPR,抢救过程中尽可能减少心脏按压中断的时间,除颤和心脏按压的间隔尽量不要超过 10 s。

8. 对清醒患者应做好充分的解释工作并注意保护气道,尤其是使用镇静剂者,床旁应备好呼吸气囊及气管插管设备。

9. 对 1~8 岁的儿童患者除颤时应使用专用的儿童手柄或除颤电极片。

10.院外除颤时注意检查环境,确保周围无汽油和天然气等可燃液体和气体,患者如躺在水中或胸部有水时,应先将其移至干燥处并快速擦干皮肤。

11.除颤仪使用过后应立即充电保养,按规定每日检测,保证机器随时处于备用状态。如机器未能通过常规测试,应及时报修。

【临床思维分析】

本案例临床思维:患者在就诊过程中突发心搏骤停,抢救能否成功,在措施上取决于两个基本条件,即是否及时和有效。心室颤动是心脏骤停的主要表现,研究表明,如果能在心搏骤停发生后 3～5 min 内行电除颤,则复苏成功率可高达 50% 以上。每延迟 1 min 除颤,复苏成功率下降 7%～10%。此外,复苏时采取的措施繁多复杂,高质量的 CPR、高级气道的管理、药物复苏静脉通道的选择、除颤仪等抢救设备的熟练使用、人员的抢救站位及分工等都需要医护团队全面、快速、准确地配合,熟练掌握相关操作才能在抢救过程中沉稳应对。

【临床常见问题思考】

1 同步与非同步电除颤的选择依据是什么?非同步电除颤的适应证有哪些?

2.患者因心搏骤停出现心室颤动,若需多次除颤抢救时应注意什么?

3.患者电除颤后的护理要点有哪些?

【护考测一测】

A1/A2 型题

1.终止心室颤动最迅速、最有效的方法是

A.鼻导管吸氧　　　　　　　　　　B.体外电除颤

C.胸外心脏按压　　　　　　　　　D.口对口人工呼吸

E.心内注射肾上腺素

2.以下关于电除颤的叙述哪项**有误**

A.患者去枕仰卧于硬板床上,暴露胸部,取下金属饰物,必要时擦干皮肤

B.放电时任何人不得接触患者

C.对细颤型心室颤动者,应先经其他处理使其变为粗颤,再进行电击

D.单向波除颤仪首次电击可选用 360 J

E.电击后立即进行心电图检查

3.如患者带有植入性心脏起搏器,电极板应避开该部位至少

A.25～30 cm　　　　　　　　　　B.20 cm

C.10 cm　　　　　　　　　　　　D.8 cm

E.5 cm

A3/A4 型题(3～4 题共用题干)

张先生,35 岁,高校教师,因急性心肌梗死急诊入院。刚入冠心病监护病房(coronary care unit, CCU),护士为其连接心电监护时心室颤动发生,患者意识丧失,心跳

停止，颈动脉搏动未扪及。

4.此时应立即采取的抢救措施是

A.使用机械人工呼吸 　　　　　B.复苏药物应用

C.高流量吸氧 　　　　　　　　D.给予电除颤

E.低温

5.如使用双向波除颤仪为该患者除颤，首次除颤选择的能量应为

A.100~150 J 　　　　　　　　　B.120~150 J

C.120~200 J 　　　　　　　　　D.220~360 J

E.360 J

【评分标准】

除颤技术操作评分表

班级_____ 姓名_____ 学号_____ 监考老师_____ 得分_____

项目	技术要求	A	B	C
准备	护士仪表：着装规范、举止端庄、动作迅速			
	患者准备：安置体位、检查口腔、暴露胸部、松解裤带			
	用物准备：用物齐全、检查仪器性能			
	环境准备：符合操作要求			
核对、解释	简要解释操作目的			
	安抚患者及家属			
评估	评估患者意识			
	评估患者是否为除颤心律			
	了解有无安装心脏起搏器			
实施操作	开机选择除颤模式正确			
	遵医嘱选择能量正确			
	准备电极板正确			
	电极板放置位置正确			
	电极板与胸壁充分接触			
	评估心电示波，确认是否存在室颤、室扑等异常心律			
	放电前安全确认：高喊"大家离开"			
	放电：两手拇指同时按压			
	放电后电极板在胸壁停留 1~2 s			
	胸外心脏按压（放电结束立即开始）			
	观察除颤效果			

续表

项目	技术要求	A	B	C
操作后	整理用物			
	继续监护			
	正确记录			
评价	动作熟练，急救意识强			
	物品齐全，摆放合理			
	沟通到位，解释清楚			
	医用垃圾和生活垃圾处理正确			
问题	相关知识提问一			
	相关知识提问二			

项目5　人工气道护理

一、气管切开护理

【案例】

患者，王某，男，65岁，以脑出血入院第3 d，意识状态由浅昏迷转为神志清，但痰量多不能自行咳出，吸痰效果不佳，呼吸费力，SaO_2 80%，PaO_2 45%，给予气管切开术，经气管切开处吸痰，吸出大量黏稠痰液，呼吸费力症状明显好转，SaO_2 90%。次日上午巡视患者，痛苦表情，烦躁，气管切开敷料可见少量渗血和分泌物污渍，气管内有痰鸣音。

【操作目的】

1. 观察伤口情况。
2. 保持气管切开处伤口清洁、干燥，清除伤口周围分泌物，预防感染。
3. 促进切口愈合，使患者舒适。

【操作流程】（扫二维码学习）

气管切开护理操作流程及沟通语言

【操作注意事项】

1. 保持呼吸道通畅，及时给予气道加温、加湿。
2. 密切观察患者生命体征，血氧饱和度变化，痰液颜色、性状和量。
3. 保证气管切开套管在气管内的居中位置，妥善固定气管套管，固定带在颈部松紧度以能容纳1指为宜，防止套管移位、闭塞或脱出。
4. 吸痰时动作轻柔、迅速，一次吸痰时间不超过15 s；注意无菌操作，一根导管只用一次；吸痰时先吸气管内分泌物，再吸鼻、口腔内的分泌物。
5. 换药过程中动作轻柔，消毒棉球湿度适宜，减少各种原因刺激气管黏膜引起的咳嗽反射。
6. 气管套管漏气明显时应更换，并由有经验的医生操作。

【临床思维分析】

本案例临床思维：患者经气管切开后无法发声，患者可表现为努力张口想说话未成功，表情急躁，对于意识清楚患者可指导患者通过眨眼、举手等方式进行沟通，缓解患者因气管切开带来的不适。

【临床常见问题思考】

1. 患者发生气管切开导管意外脱管时的应急处理措施有什么？
2. 气管切开处如何预防感染？

【护考测一测】

A1/A2 型题

1. 需较长时期人工通气时可通过以下何种方法建立人工气道

A. 环甲膜穿刺术   B. 口咽管放置术

C. 经鼻腔气管插管术   D. 经口腔气管插管术

E. 气管切开术

2. 经气管切开为患者吸痰时，每次吸痰的时间不应超过

A. 15 s   B. 30 s

C. 10 s   D. 20 s

E. 12 s

3. 为气管切开患者进行切口换药时患者最适宜采取

A. 中凹位   B. 端坐位

C. 平卧位   D. 头低足高位

E. 头高足底位

二、经口气管插管护理配合技术

【案例】

患者，王某，女，65 岁，以"不稳定型心绞痛"为诊断入院。今日入院第 3 d，患者突然感到持续性胸骨后压榨性疼痛，继而出现抽搐、意识丧失、血压测不到，当班人员立即给予患者 CPR，现需要建立高级气道。

【操作目的】

1. 改善呼吸功能，增加肺泡有效通气量，减少气道阻力及死腔，为气道雾化或湿化提供条件。

2. 为心搏、呼吸骤停者进行人工呼吸。

3. 清除呼吸道分泌物或异物，解除上呼吸道阻塞，防止分泌物反流引起误吸。

【操作流程】（扫二维码学习）

经口气管插管护理配合技术操作流程
及沟通语言

【操作注意事项】

1. 气管插管操作中需严密监测患者生命体征，如出现心律失常、心搏停止等紧急情况立即给予抢救。

2. 置管操作不成功，应先给予 100%氧气吸入后再重新尝试。

3. 导管插入深度合适，太浅易脱出，太深易插入右主支气管，造成单侧肺通气，影响通气效果。置管深度，自门齿计算，男性 22~24 cm，女性 20~22 cm。气管导管顶端距气管隆嵴大约 2 cm，小儿可参考公式计算：插管深度（cm）= 年龄÷2+12。应妥善固定导管，每班记录导管置入长度。

4. 合理安置牙垫，防止损伤牙齿和口腔黏膜。为便于经口吸痰和口腔护理，固定胶布或固定带不应完全封住口腔。

5. 使用金属管芯时，其尖部不可超过导管末端，以防造成组织损伤。

6. 防止牙齿脱落误吸。术前去除义齿和已松动的牙齿，无法去除的松动牙齿可使用缝合线栓系，并将线的末端用胶布固定在面颊，以免牙齿脱落，滑入气道，引起窒息而危及生命，并做好记录和交接，定期检查牙齿松动情况。

7. 评估患者是否存在非计划性拔管的危险因素，如插入深度、导管的固定情况、气囊压力、吸痰管的选择、气道湿化、呼吸机管路支架的固定、患者躁动、心理状况等，及时制订防范计划，并做好交接班。

【临床思维分析】

本案例临床思维：患者突然发生心搏骤停，根据《2020AHA 心肺复苏与心血管急救指南更新》（以下简称指南），针对基础生命支持（BLS）干预无反应且无脉搏者，需实施高级心血管生命支持。气管插管曾被认为是心搏骤停时气道管理的最佳选择，但如果没有足够的初始训练以及实践经历，可能会导致致命的并发症，如误插入食管或分支气管、肺脏长时间无通气等。反复插管及插管失败都可影响心搏骤停复苏的预后。另外，置入气管插管还会影响胸外按压和除颤。因此在心肺复苏的早期不必立即进行气管插管，应尽量优先保证胸外按压和尽快除颤，直至患者自主循环恢复（return of spontaneous cireulation，ROSC）后再行气管插管。指南建议气管插管后开展持续定量的呼气末 CO_2 分压（$PetCO_2$，）监测，该指标不仅有助于确认气管导管是否正确置入，而且可以客观监测心肺复苏的质量以及患者是否恢复自主循环。由于血液中 CO_2，必须通过肺循环才能被呼出，所以气管插管置入位置错误时，将无法观测到 CO_2 波形图；$PetCO_2$ 与冠状动脉灌注压、脑灌注压变化呈正相关，若 $PetCO_2$ 持续低于 10 mmHg，则表明不可能出现自主循环恢复或预后不良，应尝试改善胸外按压和血管加压药物治疗，以提高心肺复苏的质量；若 $PetCO_2$ 突然升至 35~40 mmllg 的正常值，则可将其视作 ROSC 的一个指标。

【临床常见问题思考】

1. 如何选择合适的气管导管？
2. 气管插管时如何摆放患者体位？

【护考测一测】

A1/A2 型题

1. 患者在治疗过程中，出现心搏骤停，紧急行气管插管术，其目的是
A. 清除呼吸道分泌物，解除上呼吸道阻塞
B. 减少气道阻力及死腔
C. 进行有效人工呼吸，增加肺泡有效通气量
D. 为气道雾化或湿化提供条件
E. 防止舌后坠
2. 气管插管的深度，距门齿为
A. 男性 20~22 cm，女性 18~20 cm
B. 男性 22~24 cm，女性 20~22 cm
C. 男性 20~22 cm，女性 22~24 cm
D. 男性、女性均为 20~22 cm
E. 男性、女性均为 22~24 cm

【评分标准】

气管切开护理操作评分表

班级_____ 姓名_____ 学号_____ 监考老师_____ 得分_____

项目	技术要求	A	B	C
准备	仪表：着装规范			
	护士按要求洗手			
	用物准备：齐全、完好			
	环境准备：符合操作要求			
核对、解释	核对患者方法正确			
	解释操作目的			

续表

项目	技术要求	A	B	C
评估	采取舒适体位			
	评估患者基本情况			
	评估患者气管切开处皮肤情况			
	评估患者咳痰能力，痰液情况			
实施操作	核对患者方法正确			
	为患者取平卧位，暴露颈部皮肤			
	换药前充分吸痰，吸痰方法正确			
	垫治疗巾			
	取下患者气管切开处原污染敷料方法正确			
	观察伤口			
	消毒伤口手法正确			
	消毒顺序正确			
	消毒范围正确			
	取"Y"形无菌纱布垫于套管下方			
	撤出治疗巾			
	协助患者取舒适体位			
	检查气管切开套管位置，固定带松紧度			
操作后	整理用物			
	健康宣教			
	记录			
评价	规定时间内完成操作			
	遵守无菌原则，操作规范、熟练			
	关爱患者，询问感受			
	医用垃圾和生活垃圾处理正确			
问题	相关知识提问一			
	相关知识提问二			

【评分标准】

经口气管插管护理配合技术操作评分表

班级_____姓名_____学号_____监考老师_____得分_____

项目	技术要求	A	B	C
准备	仪表：着装规范			
	护士按要求洗手			
	用物准备：齐全、完好			
	环境准备：符合操作要求			
核对、解释	核对患者方法正确			
	解释操作目的			
评估	采取复苏体位			
	评估患者生命体征情况			
	评估患者供氧条件			
	评估患者呼吸状态及困难插管风险			
实施操作	抢救人员站位合理			
	正确洗手			
	检查喉镜方法正确			
	选择导管、检查气囊方法正确			
	遵医嘱给药			
	摆放患者体位正确			
	洗手、戴手套，正确吸痰			
	给氧方法正确			
	协助置入喉镜、插管			
	监测生命体征			
	确认导管深度、协助拔出管芯			
	正确置入牙垫，退出喉镜			
	给导管气囊充气方法正确			
	确认导管位置方法正确			
	固定气管插管方法正确			
	协助患者摆放舒适体位			

续表

项目	技术要求	A	B	C
操作后	整理用物			
	健康宣教			
	记录			
评价	规定时间内完成操作			
	操作规范、熟练，遵守无菌原则			
	关爱患者，询问感受			
	医用垃圾和生活垃圾处理正确			
问题	相关知识提问一			
	相关知识提问二			

项目6　球囊-面罩通气术

【案例】

患者，王某，男，52岁，以"脑干出血"为诊断由急诊收入病房，入院时患者浅昏迷，双侧瞳孔缩小，D=1.5 mm，对光反射迟钝，T 37.5 ℃，P 92次/min，R 24次/min，BP 195/105 mmHg，患者突然呈喷射状呕吐，呕吐胃内容物约50 mL，烦躁不安，SpO_2 82%，呼吸费力。

【操作目的】

1.改善患者的气体交换功能。

2.增加或辅助患者的自主呼吸。

3.纠正患者的低氧血症，缓解组织缺氧状态。

4.为临床抢救争取时间。

【操作流程】（扫二维码学习）

球囊-面罩通气术操作流程
及沟通语言

【操作注意事项】

1.选择适宜通气量：挤压球囊时应根据气囊容量、患者病情、年龄、体重等决定，通气量以见到胸廓起伏即可，400~600 mL，挤压1L球囊的1/2~2/3或挤压2L球囊的1/3可获此通气量。

2.选择适当呼吸频率：美国心脏协会建议，如果成人患者有脉搏，每6s给予一次通气（10次/min）；如果没有脉搏，使用30：2的比例进行按压-通气；如果建立了高级呼吸道，医护人员可以每6s进行一次人工呼吸（即10次/min）。如婴儿和儿童患者有脉搏或已经建立高级气道，建议将辅助通气频率增至每2~3s通气1次（每分钟通气20~30次）。如果患者尚有微弱呼吸，应注意挤压球囊的频次和患者呼吸的协调，尽量在患者吸气时挤压球囊。

3.呼吸球囊面罩的充气：面罩内充气量为总容量的2/3~3/4，目的是确保与面部皮肤密闭，无漏气，成人面罩充气110~120 mL，小儿面罩充气50~60 mL。

【临床思维分析】

本案例临床思维：患者出现间断呼吸血氧下降，给予人工通气，如果在通气过程中阻力太大，应当清除口腔和咽喉的分泌物或异物，并确认气道是否充分开放，密切观察患者自主呼吸情况及生命体征变化。对清醒患者做好心理护理，解释应用呼吸球囊的目的和意义，缓解其紧张情绪，使其主动配合，并边挤压球囊边指导患者"吸"、"呼"。

【临床常见问题思考】

1.如何使用 EC 手法固定呼吸球囊面罩？

2.呼吸球囊组成结构有哪些？

【护考测一测】

A1/A2 型题

1.使用球囊面罩通气时，通气量为

A. 300~500 mL　　　　　　　　　　B. 400~600 mL

C. 200~500 mL　　　　　　　　　　D. 600~800 mL

E. 500~800 mL

2.使用球囊面罩通气时，氧流量为

A. 4~6 L/min　　　　　　　　　　B. 6~8 L/min

C. 8~10 L/min　　　　　　　　　　D. 10~12 L/min

E. 10~15 L/min

3.患在使用球囊面罩通气时，可尽可能减少空气进入患者胃内的做法是

A.增加通气频率，减少通气量　　　　B.减少每分钟通气次数

C.尽可能延长每次通气时间　　　　　D.用尽全力给予最大量的通气

E.通气量能使患者胸廓起伏即可

【评分标准】

球囊-面罩通气术操作评分表

班级_____姓名_____学号_____监考老师_____得分_____

项目	技术要求	A	B	C
准备	仪表：着装规范、佩戴手表			
	护士按要求洗手			
	用物准备：齐全、完好			
评估	评估环境：适宜操作			
	评估患者呼吸情况			

续表

项目	技术要求	A	B	C
核对、解释	核对患者方法正确			
	解释操作目的			
实施操作	移床、床头桌，撤床头板			
	摆放体位正确			
	放置呼吸球囊于患者头侧			
	清理呼吸道方法正确			
	连接氧气正确，流量正确			
	固定面罩手法正确			
	人工呼吸方法正确			
	观察通气情况内容完整			
	呼吸评估方法正确			
操作后	整理用物			
	健康宣教			
	记录			
评价	规定时间内完成操作			
	操作规范、熟练			
	关爱患者，询问感受			
	医用垃圾和生活垃圾处理正确			
问题	相关知识提问一			
	相关知识提问二			

项目 7　输液泵和注射泵的使用

【案例】

患者，刘女士，75 岁。主诉：胸闷、心悸 5 h。诊断：冠心病。今晨自觉头晕，查体：T 36.8 ℃，P 98 次/分，R 20 次/分，BP 150/100 mmHg。医嘱：5%葡萄糖 250 mL+硝酸甘油 20 mg，以 18 mL/h 静脉泵入。

【操作目的】

1.准确控制单位时间内静脉输液的量。

2.持续监测静脉输液过程中的各种异常情况，如液体排空、气泡混入、管路堵塞、低电报警等，以便及时处理，提高输液的安全性。

【操作流程】（扫二维码学习）

输液泵和注射泵使用操作流程
及沟通语言

【操作注意事项】

1.严格执行无菌操作，输液泵/注射泵使用的输液器或注射器、压力延长管应每 24 h 更换。

2.输液器莫菲氏滴壶内液面高度约占 1/3，探知器保持水平位置，输液过程中避免晃动。

3.注射泵注射器上应标明配置药物的药名、剂量、浓度、床号、姓名、时间及配置者。

4.用药过程中根据医嘱调整输注参数，注意观察输注滴数与预设值是否相符。

5.注意观察输液泵/注射泵运转情况，出现报警时应查明原因，及时处理。

6.加强巡视，做好记录，密切观察注射部位有无外渗或接头脱落（输液泵/注射泵无外渗报警）。

7.输液管路回血时，可用 0.9%生理盐水 5~10 mL 冲管确认通畅，不可长按仪器 Fast 键推入回血，以免引发不良后果。

8.输液泵报警需要打开泵门处理时，应先关闭输液调节器，再取下输液管路。

9.仪器定期检查及保养，使用后可用 70%~75%酒精棉片消毒机壳，消毒后至少等待30 s 后再开机。保持设备清洁干燥，避免液体滴入泵内造成机器失灵。

10. 停电时应立即检查机器是否正常运行。

【临床思维分析】

本案例临床思维：患者年龄偏大，使用输液泵过程中可能会出现对仪器报警的紧张心理及担心病情的忧虑情绪，主动做好患者的解释安抚工作，熟练掌握输液泵/注射泵的各项报警分析及处理方法，提高患者对护士的信任度，使其保持平稳心态积极配合治疗。本案例静脉泵入降压药物，护士在输液开始前应评估病情及既往用药情况，药物滴注过程中应加强巡视，密切观察病情变化，确保输液滴数与预设值相符，出现血压波动及时报告医生，保证患者用药安全。

【临床常见问题思考】

1. 输液泵常见的报警原因及处理方法有什么？

2. 如何消除患者对于报警的紧张情绪？

3. 为什么应用了输液泵/注射泵后还要经常巡视？

【护考测一测】

A1/A2 型题

1. 以下哪种报警会触发仪器进入 KVO 流速

A. 管路阻塞　　　　　　　　　　B. 管路气泡

C. 输液完成　　　　　　　　　　D. 电池耗尽

E. 管路压力

2. 使用输液泵/注射泵过程中，报警指示灯闪烁，显示"OCCL"，提示

A. 电池耗尽　　　　　　　　　　B. 输液完成

C. 开门报警　　　　　　　　　　D. 阻塞报警

E. 流速报警

3. 关于输液泵/注射泵使用的注意事项，**错误**的是

A. 正确设置输液速度

B. 报警时及时排除故障

C. 护士每 4 h 查看仪器工作状态

D. 输液泵/注射泵使用的输液器或注射器管道应每 24 h 更换一次

E. 发生药物外渗时及时给予处理

A3/A4 型题(4~5 题共用题干)

患者，蒋先生，72 岁，诊断为冠心病，心绞痛。遵医嘱给予 5% 葡萄糖注射液 250 mL+硝酸甘油 10 mg，以 7 滴/min 静脉泵入。

4. 为设置输液泵参数，请按医嘱计算该患者每小时滴入毫升数为(滴系数为 15)

A. 8 mL　　　　　　　　　　　　B. 18 mL

C. 28 mL　　　　　　　　　　　　D. 38 mL

E. 48 mL

5.下列哪项**不是**应告知患者的内容

A.输入药物的名称   B.输入的液体总量

C.使用输液泵的目的   D.机器报警的原因

E.应用该药物的作用

【评分标准】

输液泵和注射泵使用操作评分表

班级_____姓名_____学号_____监考老师_____得分_____

项目	技术要求	A	B	C
准备	护士准备：着装规范、举止端庄、按要求洗手			
	患者准备：如厕，取舒适体位			
	用物准备：物品齐全、一次性物品在效期内、仪器性能完好			
	环境准备：符合操作要求			
核对、解释	核对患者、医嘱方法正确			
	解释操作目的清楚、态度和蔼可亲、语言通俗易懂			
评估	了解患者病情、用药情况			
	评估患者输液管路是否通畅、局部血管及皮肤情况			
	评估患者肢体活动和配合程度			
实施操作	协助取舒适体位			
	核对患者、医嘱方法正确			
	输液泵/注射泵固定稳妥			
	输液泵/注射泵摆放位置合适			
	输液泵与输液管路安装/注射泵与注射器安装正确			
	按医嘱进行参数设置			
	排气方法正确，管路无气泡			
	留置针消毒、连接方法正确			
	输液调节器关闭，开机运行正常			
	仪器操作熟练，正确处理报警			
	正确填写输液巡视卡			
	交待注意事项清楚明了			
	输液结束静脉留置针封管正确			
操作后	整理用物			
	健康宣教			
	洗手并记录			

续表

项目	技术要求	A	B	C
评价	规定时间内完成操作			
	操作规范、熟练，遵守无菌原则			
	关爱患者，沟通良好			
	医用垃圾和生活垃圾处理正确			
问题	相关知识提问一			
	相关知识提问二			

第十七章

中医护理技术操作

中医护理技术是基于中医理论并结合现代护理实践的一门独特护理体系。其核心理念是整体观念和辨证施护，旨在通过多种手段增强患者的自我康复能力，提升体质，并改善生活质量。中医护理技术包括穴位按摩、拔罐、艾灸、耳穴压豆、针刺、中药熏蒸及药浴等。这些方法通过刺激经络、穴位，调节气血，平衡阴阳，从而达到防病治病和保健养生的效果。此外，中医护理还涉及饮食调理、情志护理和运动养生，强调护理人员在施护过程中与患者的沟通，关注其心理状态和生活习惯，提供个性化和全方位的护理服务。中医护理技术作为现代护理的重要补充，具有独特的理论体系和丰富的实践方法，能够为患者提供全面、多层次的护理服务，具备广泛的应用前景和重要的临床价值。

项目1　穴位按摩

【案例】

患者，张某，女，36岁，主诉为颈部疼痛活动受限伴左上肢放射痛1个月。查体：颈椎生理曲度变浅，颈5~7椎旁两侧压痛明显，活动受限，双上肢肌力正常，运动感觉尚可，左臂丛牵拉试验阳性。颈椎MRI示：颈椎退行病变，颈5~7椎间盘突出。诊断：神经根型颈椎病。护士遵医嘱给予穴位按摩。

【操作目的】

疏通经络、滑利关节、强筋壮骨、散寒止痛、健脾和胃、消食导滞、扶正祛邪等作用，从而达到预防保健、促进疾病康复的目的。

【操作流程】（扫二维码学习）

穴位按摩操作流程及沟通语言

【操作注意事项】

1. 患者过于饥饿、疲劳、紧张或大醉时不宜立即进行按摩。

2. 操作前应修剪指甲，使其长短适宜，手部不佩戴首饰，避免损伤患者皮肤。

3. 根据患者的年龄、性别、病位、病情、耐受程度，选择合适的体位及手法。

4. 在腰、腹部施术前，应嘱患者先排二便。

5. 注意局部保暖，遮盖不需暴露的部位，防止患者受凉。

5. 为减少阻力或提高疗效，可选择适宜的按摩介质，如水、滑石粉、爽身粉、红花油、石蜡油、姜汁、蛋清、酒等。

6. 操作手法应熟练，有力、柔和、持久、均匀，力量能渗透到组织深层。用力要由轻到重，再由重到轻。一般每次 15~20 min。

7. 操作中应随时注意观察患者的全身情况，若出现面白、肢冷或者剧烈疼痛，应立即停止操作。

8. 严重心脏病、恶性肿瘤、出血性疾病、急性炎症、急性传染病、骨折、较严重的骨质疏松症及精神类疾病不能配合者，以及操作部位的皮肤有烧伤、烫伤或破损者均禁止按摩，孕妇的腰腹部禁止按摩。

【临床思维分析】

本案例临床思维：患者颈部疼痛活动受限伴左上肢放射痛，选风府、风池、肩贞穴，以疏通督脉、足少阳、手太阳之经气，使患者手臂出现麻胀和抬手发热的感觉，以温通经脉。用三指拿法、大鱼际揉法、滚法交替推拿颈部来调柔颈部经筋，缓解、消除筋肉的痉挛，使颈部的筋肉得以放松。通过摇颈、揉臂、搓肱来调柔经筋，活血通络。通过患者平时的颈部习惯动作，指导其避免长时间采用低头伏案的姿势，以免加重颈椎的负担。针对患者担心病情的情绪，给予相应的心理护理。

【临床常见问题思考】

1. 哪些患者不适宜做穴位按摩疗法？

2. 穴位按摩时应遵循哪些原则？

3. 如何准确地定位腧穴？

【护考测一测】

A1/A2 型题

1. 两乳头之间的骨度分寸是

A. 12 寸 　　　　　　　　　　　　B. 11 寸

C. 10 寸 　　　　　　　　　　　　D. 9 寸

E. 8 寸

2. 气血运行的主要通路是

A. 十二正经 　　　　　　　　　　B. 奇经八脉

C. 十二别经 　　　　　　　　　　D. 经筋

E. 十五别络

3. 腧穴大体上分为三类, 分别是

A. 十二经脉、经外奇穴、阿是穴　　B. 十四经穴、经外奇穴、特定穴

C. 十四经穴、经外奇穴、阿是穴　　D. 经穴、络穴、阿是穴

E. 以上都不是

【评分标准】

穴位按摩操作评分表

班级＿＿＿＿＿姓名＿＿＿＿＿学号＿＿＿＿＿监考老师＿＿＿＿＿得分＿＿＿＿＿

项目	技术要求	A	B	C
准备	仪表: 态度和蔼, 着装规范, 指甲符合要求			
	护士按要求洗手, 戴口罩			
	用物准备: 齐全、完好, 火罐平整、光滑、无裂痕			
	环境准备: 符合操作要求			
核对、解释	核对患者方法正确			
	解释操作目的、方法及注意事项等			
评估	采取舒适、合理的体位			
	评估有无影响穴位按摩的因素			
	评估患者的患侧肢体功能, 按摩部位的皮肤情况			
实施操作	暴露按摩部位, 保暖			
	再次核对患者、穴位			
	正确取穴、定位			
	推拿手法正确、时间合理			
	随时观察、询问患者对手法的反应			

续表

项目	技术要求	A	B	C
操作后	整理用物			
	健康宣教			
	洗手、摘口罩			
	再次核对、记录			
评价	规定时间内完成操作			
	操作规范、熟练，手法用力均匀、有渗透力，能够根据患者的反应适时调整或停止操作			
	关爱患者，询问感受			
	医用垃圾和生活垃圾处理正确			
问题	相关知识提问一			
	相关知识提问二			
	相关知识提问三			

项目2　拔罐法

【案例】

患者，谭某，男，46岁，主诉：腰背痛2 d。患者既往有腰部劳伤史。查体：腰部两侧肌肉触之有僵硬感，痛处固定不移，舌质紫暗，脉涩，双腿抬高试验阴性，加强试验阴性。诊断：腰痛。护士遵医嘱给予拔罐治疗。

【操作目的】

有温经通络、除湿散寒、消肿止痛、拔毒排脓的作用，以达到防治疾病的目的。

【操作流程】(扫二维码学习)

拔罐法操作流程及沟通语言

【操作注意事项】

1. 若患者过于饥饿、疲劳、紧张、处于醉酒状态、高热、抽搐、痉挛时不宜立即进行拔罐。

2. 按罐前应采取合适的体位，使患者舒适持久。

3. 根据按罐部位选择适宜规格的罐，并且检查罐口周围是否光滑，有无裂痕。

4. 根据病情需要尽量选择肌肉丰厚的部位拔罐，骨骼凹凸不平和毛发较多处，皮肤有过敏、溃疡、水肿，肿瘤，大血管处，心脏分布部位及孕妇腰骶部、腹部均不宜按罐。

5. 在使用多罐时，火罐排列的距离一般不宜太近。

6. 拔罐时，动作要快、稳、准，应注意勿灼伤或烫伤皮肤。

7. 罐吸附过强时，切不可硬行上提或旋转提拔，以轻缓为宜。

8. 留罐时注意患者的保暖，盖好衣被，叮嘱患者勿更换体位，以免罐具脱落损坏。

9. 起罐时切勿强行拖拉，以免造成患者的疼痛或不舒适。使用过的罐具，均应消毒处理后备用。

10. 若烫伤或留罐时间太长而皮肤起水疱时，根据水疱的大小给予相应的处理措施。小的水疱无须处理，防止擦破即可；水疱较大时，消毒局部皮肤后，用消毒针或注射器针头刺破放出液体，涂以龙胆紫药水，或用消毒纱布包敷，以防感染。

11. 拔罐治疗结束后，患者需休息片刻，无明显不适感时再活动或离开。

12. 披罐后次日观察罐斑的情况，正常情况下罐斑应淡化，若颜色加深或者有血肿出现应及时就诊复查。

【临床思维分析】

本案例临床思维：患者腰部两侧肌肉触之有僵硬感，痛处固定不移，选肾俞、腰阳关穴，以疏通督脉、足太阳之经气，达到通经散寒、行气止痛的目的。选腰眼、阿是穴，可起到强腰健肾、行气行血、舒经活络、止痛的作用。指导患者正确的站或坐姿势，避免久坐久站，平时加强腰背部肌肉的锻炼。在疾病恢复期避免提拉、举重物，腰痛时可用热水袋隔着毛巾热敷腰部肌肉以缓解疼痛。如患者因担心病情而产生不良情绪，给予相应的心理护理。

【临床常见问题思考】

1. 哪些患者不适宜拔罐疗法？

2. 常用的拔罐方法有哪些？

3. 起罐后，拔罐皮肤处出现水疱应如何处理？

【护考测一测】

A1/A2 型题

1. 据《五十二病方》记载，类似于拔罐法的是

A. 吮血疗法　　　　　　　　　　　B. 角法

C. 火罐气　　　　　　　　　　　　D. 吸筒疗法

E. 筒法

2. 以下哪种**不属于**火罐法

A. 滴酒法　　　　　　　　　　　　B. 贴棉法

C. 抽气法　　　　　　　　　　　　D. 闪火法

E. 投火法

3. 拔罐法留罐时间为

A. 5~10 min　　　　　　　　　　　B. 10~15 min

C. 15~20 min　　　　　　　　　　　D. 20~25 min

E. 25~30 min

【评分标准】

拔罐操作评分表

班级_____姓名_____学号_____监考老师_____得分_____

项目	技术要求	A	B	C
准备	仪表：态度和蔼，着装规范			
	护士按要求洗手，戴口罩			
	用物准备：齐全、完好，火罐平整、光滑、无裂痕			
	环境准备：符合操作要求			
核对、解释	核对患者方法正确			
	解释操作目的、方法及注意事项等			
评估	采取舒适、合理的体位			
	评估有无影响拔罐的因素			
	评估患者拔罐部位的皮肤情况			
实施操作	充分暴露拔罐部位，保暖			
	再次核对患者、穴位			
	正确取穴、定位			
	酒精棉球干湿适宜			
	点燃酒精棉球后正确扣罐			
	火罐吸附力强度适宜			
	留罐 10 min，期间观察火罐的吸附力、患者的皮肤情况，询问患者的感受			
	起罐方法正确			
操作后	整理用物，合理安排体位，火罐处理符合要求			
	健康宣教			
	洗手、摘口罩			
	再次核对、记录			
评价	规定时间内完成操作			
	操作规范、熟练，手法稳、准、快			
	关爱患者，询问感受			
	医用垃圾和生活垃圾处理正确			
问题	相关知识提问一			
	相关知识提问二			
	相关知识提问三			

项目3　艾灸法

【案例】

患者，李某，男，25岁，夏季运动后大量饮用冰水，腹痛1小时。诊断：腹痛，寒凝腹痛。护士遵医嘱给予艾灸治疗。

【适用范围】

艾灸法主要用于虚证、寒证，例如慢性病、阳气不足的疾病等，起到温经通络、回阳救逆、扶正祛邪及预防保健的作用。

【操作流程】（扫二维码学习）

艾灸法操作流程及沟通语言

【操作注意事项】

1.实证、热证、阴虚发热、孕妇腹部和腰部不宜施灸。黏膜附近、颜面、五官和大血管的部位，不宜采用瘢痕灸。

2.施灸顺序，一般是先上部，后下部；先腰背部，后胸腹部；先头身，后四肢。壮数是先少而后多，艾炷是先小而后大。

3.灸时应防止艾火脱落，烧伤皮肤和点燃衣服被褥。

4.灸后局部出现微红灼热属正常现象，无须处理，如局部出现水疱，小者可任其自然吸收，大者可用消毒针挑破，放出水液，涂以甲紫，以消毒纱布包敷。

【临床思维分析】

本案例临床思维：患者因饮用大量冰水引起腹痛，选用神阙穴，以达到温通任脉，驱寒止痛，温补阳气的作用。选用中脘、足三里（双侧），起到温中补虚、调和脾胃的作用，缓解消化道因寒凉引起的不适。对于急性病，患者可能出现恐慌、焦虑等负面情绪，要给予相应的心理护理。同时，也要帮助患者提高健康意识，拓展健康知识，做好日常养生护理。

【临床常见问题思考】

1.灸后出现口干舌燥怎么办？

2.什么情况下不适合施灸?

3.对于皮肤感觉迟钝者或小儿,怎么调节施灸温度?

【护考测一测】

A1/A2 型题

1.下列选项中**不属于**艾条灸的是

A. 间接灸 B. 温和灸

C. 雀啄灸 D. 回旋灸

E. 温灸器灸

2.灸法的作用是

A. 温经散寒 B. 扶阳固脱

C. 消瘀散结 D. 防病保健

E. 以上都是

3.中医范畴内的实热证或阻虚发热病症,不宜艾灸。以下哪种疾病可以艾灸

A. 高热神昏 B. 肺结核晚期

C. 严重贫血 D. 肩颈疼痛

E. 急性传染性

【评分标准】

艾灸法操作评分表

班级_____姓名_____学号_____监考老师_____得分_____

项目	技术要求	A	B	C
准备	仪表:着装规范、指甲光滑			
	护士按要求洗手、戴口罩			
	用物准备:齐全、完好,放置合理			
	环境准备:符合操作要求,必要时用屏风遮挡			
	采取舒适体位			
核对、解释	核对患者床号、姓名、诊断、施灸部位及方法			
	解释操作目的,告知艾灸反应			
	施灸过程中的情况			
	特殊情况的处理			
评估	评估患者体质及实施艾灸部位皮肤情况			
	评估既往病史、女性经孕史、有无过敏史			
	患者目前心理状况			

续表

项目	技术要求	A	B	C
实施操作	按医嘱选穴位准确			
	点火安全,无灼伤皮肤或烧坏衣物			
	施艾方法正确			
	艾条与皮肤距离符合操作要求			
	艾灰无散落在皮肤上			
	掌握施灸时间、温度,皮肤充血起红晕为度			
操作后	整理患者床单位,清点用物并分类处理			
	健康宣教			
	消毒手后记录			
评价	规定时间内完成操作			
	操作规范、熟练,遵守无菌原则			
	关爱患者,询问感受			
	医用垃圾和生活垃圾处理正确			
问题	相关知识提问一			
	相关知识提问二			

项目4 耳穴压豆

【案例】

患者，吕某，女，35岁，主诉间歇头晕3 d伴头痛1 d。查体：患者头晕目眩，尤以活动后明显，面色潮红、急躁易怒、口苦、舌红、苔黄、脉弦，测量血压160/100 mmHg。诊断：头痛。护士遵医嘱给予耳穴压豆。

【操作目的】

有疏通经络、运行气血的作用，从而达到防治疾病的目的。

【操作流程】(扫二维码学习)

耳穴压豆操作流程及沟通语言

【操作注意事项】

1.患者耳部皮肤有炎症、溃疡、冻伤的部位和习惯性流产者不宜采用耳穴压豆疗法。

2.患者过于饥饿、疲劳、紧张时不宜立即进行耳穴压豆治疗。

3.根据不同病症采用相应的体位。例如：泌尿系结石的患者取病侧在上方的侧卧位，冠心病患者取正坐位，胆石症患者取右侧卧位。

4.患者若对胶布过敏，可用粘合纸代替。

5.贴压耳穴时应注意防水，以免脱落或中断治疗。

6.患者应学会自我按压已贴的耳穴，按压已贴耳穴有效的表现为局部酸、麻、胀、痛、有灼热感等。对过度饥饿、疲劳、精神高度紧张、年老体弱、孕妇按压时宜轻，对急性疼痛性病症者宜予以强刺激。

7.按压已贴的耳穴时，每穴每次至少按压30下，每次按压持续时间不超过1 min，每天3~5次。

8.夏天易出汗，耳穴贴不宜过多，留置时间不宜过长，一般1~3 d，冬天一般5~7 d，以防胶布潮湿或皮肤感染。

【临床思维分析】

本案例临床思维：患者头晕目眩，血压160/100 mmHg，选降压沟，可起到镇静降压的作用。选内分泌，可起到调节内分泌、降压的作用。选心、神门，可宁心安神，促进睡眠，改善症状。选交感、皮质下，可调节血管的舒缩功能，缓解血管痉挛状态。以上耳穴合用可平肝阳，滋肾阴，宁心神，缓解头晕、头痛。指导患者良好的生活及饮食习惯，饮食应以清淡为宜，多吃高纤维、高蛋白、高钙的食物，如鱼、瘦肉、蛋、奶、芹菜等，少吃高脂肪和咸食，如动物的脂肪、各种腌制食品。日常应劳逸结合，适时地锻炼身体，控制体重，生活有规律，保持乐观、良好的心态。

【临床常见问题思考】

1. 哪些患者不适宜做耳穴压豆疗法？

2. 耳穴压豆的选穴方法有哪些？

3. 耳穴按压手法中，补法采用什么手法？泄法采用什么手法？

【护考测一测】

A1/A2 型题

1. 根据耳穴分布的规律，耳垂相应的器官是

A. 头面部
B. 躯干部

C. 下肢
D. 上肢

E. 腰腹部

2. 耳穴贴压留置时间正确的是

A. 夏季 1~3 d, 冬季 5~7 d
B. 夏季 1~2 d, 冬季 3~5 d

C. 夏季 1 d, 冬季 3 d
D. 夏季 2 d, 冬季 5 d

E. 夏季 3 d, 冬季 7 d

3. 耳穴压豆选穴原则**不**包括

A. 辨证选穴
B. 对症选穴

C. 相应部位选穴
D. 经验选穴

E. 远部选穴

【评分标准】

耳穴压豆操作评分表

班级_____ 姓名_____ 学号_____ 监考老师_____ 得分_____

项目	技术要求	A	B	C
准备	仪表：态度和蔼，着装规范，指甲符合要求			
	护士按要求洗手，戴口罩			
	用物准备：齐全、完好			
	环境准备：符合操作要求			
核对、	核对患者方法正确			
解释	解释操作目的、方法及注意事项等			

续表

项目	技术要求	A	B	C
评估	采取舒适、合理的体位			
	评估有无影响耳穴治疗的因素			
	评估患者耳部的皮肤情况			
实施操作	手持探棒选择敏感点			
	再次核对患者、耳穴			
	消毒耳穴方法正确			
	贴耳穴方法正确			
	刺激耳穴时观察患者的反应、询问其感受			
操作后	整理用物			
	健康宣教			
	洗手、摘口罩			
	再次核对、记录			
评价	规定时间内完成操作			
	操作规范、熟练、轻巧			
	关爱患者，询问感受			
	医用垃圾和生活垃圾处理正确			
问题	相关知识提问一			
	相关知识提问二			
	相关知识提问三			

参考文献

［1］李小寒，尚少梅.基础护理学.第6版.北京：人民卫生出版社，2017.

［2］卢玉彬，臧谋红.护理技能综合实训.第2版.北京：人民卫生出版社，2020.

［3］李冰，陆柳雪，李丹.护理技能操作标准与语言沟通.第2版.北京：人民军医出版社，2015.

［4］胡燕，王富兰.全程膀胱管理方案在宫颈癌手术患者中的应用.护理研究，2022.

［5］胡美琴.留置针贴膜导致患者皮肤完整性受损的干预性研究.第五届上海国际护理大会论文摘要汇编（上），2022.

［6］张诗研，陈卓，田野，等.单孔胸腔镜下肺癌术后胸腔引流时间的影响因素分析.现代肿瘤医学，2022，30（23）：4255-4259.

［7］刘晔.临床实用护理技术操作规范与评价标准.第1版.济南：山东大学出版社，2020.

［8］崔焱，张玉侠.儿科护理学.第7版.北京：人民卫生出版社，2021.

［9］孙秋华.中医护理学.5版.北京：人民卫生出版社，2022.